人唾液中疲劳相关生物标志物筛选与评价研究

主　审　张建中

主　编　许岩丽　刘志军

副主编　胡红濮　刘占东　高晓欢　席爱萍

编　委（以姓氏笔画为序）

丁　敏	万艳丽	王　岩	王　静	王彦冰
王雪玲	尹天露	史素芳	刘凤丽	刘方舟
刘占东	刘志军	刘丽岩	刘晓霞	许岩丽
孙国强	孙雪文	苏县辉	李　焰	肖　迪
时志民	何利华	宋永红	陈庆锟	陈国靖
陈崇德	赵朝贤	胡化腾	胡红濮	宫亚楠
高晓欢	席爱萍	梁　爽	韩建军	

U0218856

中国协和医科大学出版社

北　京

图书在版编目（CIP）数据

人唾液中疲劳相关生物标志物筛选与评价研究 / 许岩丽，刘志军主编.
—北京：中国协和医科大学出版社，2022.4

ISBN 978-7-5679-1918-1

Ⅰ.①人… Ⅱ.①许…②刘… Ⅲ.①疲劳（生理）－生物标志化合物－检测－研究 Ⅳ.①R161

中国版本图书馆CIP数据核字（2022）第030212号

人唾液中疲劳相关生物标志物筛选与评价研究

主　　编：许岩丽　刘志军
责任编辑：戴小欢
封面设计：许晓晨
责任校对：张　麓
责任印制：张　岱

出版发行：**中国协和医科大学出版社**
　　　　　（北京市东城区东单三条9号　邮编100730　电话010-65260431）
网　　址：www.pumcp.com
经　　销：新华书店总店北京发行所
印　　刷：北京联兴盛业印刷股份有限公司

开　　本：710mm×1000mm　　1/16
印　　张：10.25
字　　数：140千字
版　　次：2022年4月第1版
印　　次：2022年4月第1次印刷
定　　价：68.00元

ISBN 978-7-5679-1918-1

前　言

　　飞速发展的社会存在容易使职业人员过度疲劳的大环境，这种脑力疲劳与体力疲劳混合存在的疲劳，既区别于亚健康，又区别于各种疾病引起的病理性疲劳。世界卫生组织（World Health Organization，WHO）对58个国家的资料统计分析表明，疲劳是引发交通意外伤害和职业伤害的重要原因。据统计，全世界每年因疲劳导致的职业伤害占全体职业伤害的21.7%，因疲劳导致的交通事件死亡人数占因交通事故死亡总人数的57%，疲劳是导致交通事故的直接原因。疲劳的流行病学研究显示，我国每年因疲劳死亡人数多达60万人。导致早亡的寿命损失也是由于这些"不起眼"的疲劳，疲劳造成的直接、间接总体损失和社会代价巨大。疲劳导致的失能性职业伤害是各国面临的重大公共卫生问题，但迄今世界上尚未建立类似酒驾检测的无创、便捷的疲劳检测技术。

　　疲劳虽然是一种主观不适的感觉，但目前广义上对疲劳的理解已经从单纯的躯体疲劳扩展到精神和认知的功能失调，即指客观同等条件下，疲劳可导致失去其完成原来所从事的正常活动或工作的能力。按照形成的原因和发生机制，疲劳可分为紧张性疲劳、运动性疲劳、情绪性疲劳、癌性疲劳及特定器官的疲劳，如肌肉疲劳、听觉疲劳、视觉疲劳等。疲劳的研究跨越了生理学、分子生物医学、预防医学、计算机技术、影像学等领域，虽然1994年富库达等学者制定的疲劳诊断标准被国际医学界公认为"金标准"，但脑电图θ波、高频心电图及LF/HF[①]的比例变化等指标多用于临床上的疲劳判断，而且多是有创的血样采集，尚不能用于现场快速准确的疲劳识别；建立疲劳快速识别方法，对有效预防和减少因疲劳导致的生命和安全隐患意义重大。

　　国家自然科学基金项目"人唾液中疲劳相关生物标志物的筛选与评价研究"课题组经过前期调研、设计实验和验证结果，探索出分子量在

---

　　① LF/HF：反映自主神经系统的平衡状态。LF: low frequency，低频段；HF: high frequency，高频段。

2000～15 000D范围疲劳相关生物标志物的基础上，选择无创、采集便捷的唾液为检测标本，采集急诊医生疲劳队列连续工作18个小时前后的唾液样本，以脑电图出现Δ波和θ波为"金标准"，分别利用飞行时间质谱和Q Exactive Plus高通量样品分析技术对唾液样品蛋白肽谱进行鉴定，完成了急诊医生疲劳队列的唾液蛋白组学标志物检测，证实了唾液中存在可以检测到的疲劳标志物。本次研究从急诊医生疲劳队列唾液样本中鉴定出767个蛋白，找到29种疲劳相关蛋白标志物，对29种疲劳相关蛋白进行单独诊断性试验，依据每一个指标对诊断的相关性分配相应权重，成功建立蛋白组学疲劳诊断Bayes判别方程，诊断效能在非疲劳组为97.1%，疲劳组为91.7%，诊断正确率总体为95.7%，对疲劳诊断具有重要的价值，为进一步实现基于生物传感器技术等的便捷疲劳检测方法提供科学依据，我国具有此疲劳识别体系的独立知识产权。同时利用预留唾液对以往文献报道的疲劳相关蛋白，如皮质醇、嗜铬粒蛋白A等进行了ELASA表达的验证，得到了不同于以往的阴性结果，是后期疲劳研究的重要参考。本书第一章、第二章介绍了疲劳检测的相关理论，主要包括疲劳检测研究、疲劳标志物研究和国内外疲劳研究现状等；第三章至第五章介绍了疲劳检测研究的实验设计、实验检测方法和实验结果等；第六章介绍了疲劳检测研究的未来发展。

本书编写过程中，得到了国家自然科学基金委员会、中国疾病预防控制中心传染病预防控制所、河北工程大学医学院、河北工程大学附属医院、河北工程大学材料学院、首都医科大学附属北京友谊医院、北京华卫通科医学研究中心和中国医学科学院医学信息研究所等机构领导和同事的无私帮助和大力支持，以及国内相关领域专家学者的指导和帮助，谨致以衷心的感谢。期望本书能为我国疲劳检测研究的快速检测方法、唾液疲劳标志物在临床医学中的应用提供借鉴。由于本人水平所限，加之作为探索性研究，一些观点与分析恐有不足和尚需完善之处，敬请同行专家和读者不吝指正。

许岩丽

2021年9月

目　　录

第一章

疲劳检测研究的意义

　　本书通过疲劳相关知识中对疲劳的定义、疲劳的分类、疲劳产生机制、疲劳标志物、疲劳的影响和疲劳检测六个方面细化分类，完成对人唾液中疲劳相关生物标志物的筛选与评价研究。其中疲劳的定义包括疲劳概念与疲劳标准；疲劳分类包括生理性疲劳和病理性疲劳；疲劳产生机制包括疲劳物质累积理论、力源消耗理论、内环境稳定性失调学说、自由基损伤学说、局部血流阻断理论和保护性抑制学说；疲劳标志物包括微生物、免疫学和神经内分泌系统相关指标；疲劳的影响包括交通意外、其他职业伤害、寿命损失和机体损伤；疲劳检测包括脑电图（electroencephalogram，EEG）（"金标准"）、心电图（electrocardiogram，ECG）、肌电图（electromyogram，EMG）、血液标志物、蛋白组学和其他类。见图1-1、图1-2。

一、疲劳检测研究的概念

　　1. 疲劳的标准及概念　疲劳（fatigue）是一种主观不适感觉，当今对疲劳的理解已从单纯的躯体疲劳扩展到精神和认知的功能失调，是指客观同等条件下，疲劳可导致失去其完成原来所从事的正常活动或工作的能力。1982年，国际运动生物化学会议上，将运动性疲劳定义为"机体生理过程不能维持其功能在一定特定水平上或不能维持预定的运动强度"。我国很早就有对疲劳伤害的记载，《六韬·武锋》："不戒可击，疲劳可击。"1994年，富库达等制定的疲劳诊断标准被国际医学界公认为"金标准"。精神疲劳往往表现为倦

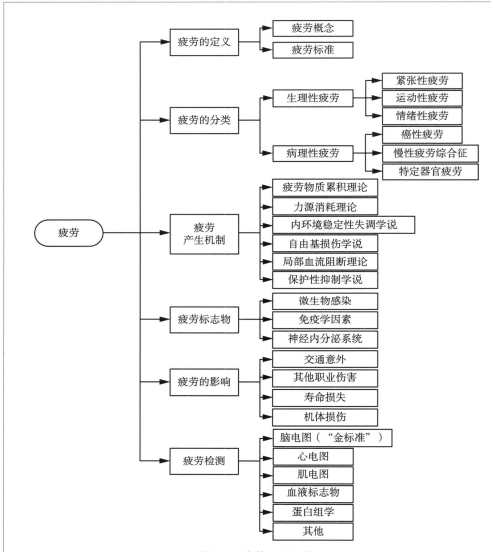

图1-1　疲劳知识网络

怠、嗜睡和注意力不集中；机体疲劳是体力消耗的重要反应，是指肌肉能够发出的力量低于本人的身体正常水平，肌肉无力和/或酸痛。当人体在长时间、一定强度的体力或脑力活动后，各肌肉群过度收缩，肌肉在代谢过程中产生乳酸、酮酸等代谢产物，这些代谢产物也被称为疲劳毒素，疲劳毒素进入血液并运行全身，会使免疫系统功能减退，自然杀伤细胞减少，头晕脑胀、

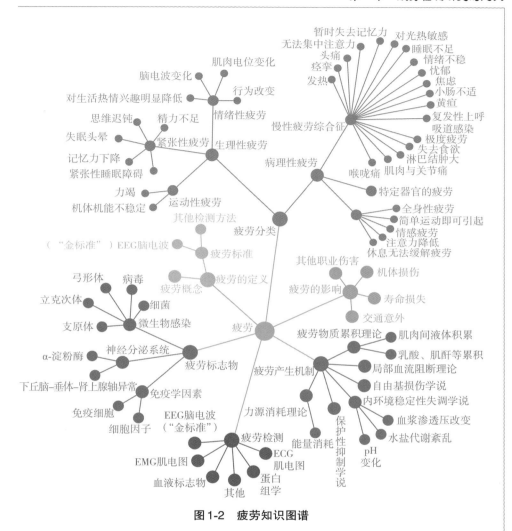

图 1-2　疲劳知识图谱

记忆力下降、思维反应迟钝等，如不予有效控制，疲劳就产生了。疲劳效果类似于醉酒，常使得操作人员由适任状态衰退到亚适任状态和不适任状态，严重危及财产安全和人身安全。

2. **疲劳的分类与诊断**　按照形成的原因和发生机制，可分为生理性疲劳与病理性疲劳，前者包括紧张性疲劳、运动性疲劳、情绪性疲劳；后者包括癌性疲劳、慢性疲劳综合征（chronic fatigue syndrome，CFS），以及特定器官的疲劳如肌肉疲劳、听觉疲劳、视觉疲劳等。

（1）生理性疲劳

1）紧张性疲劳：指长期处于紧张状态下，导致身体处于疲劳的亚健康状态，严重者形成紧张性睡眠障碍。主要表现为精力不足、记忆力下降、思维迟钝、失眠、头晕等。

2）运动性疲劳：指机体的生理过程不能持续其功能在一定特定水平或不能维持预定的运动强度。力竭是其特殊表现形式，即在疲劳时继续运动，直到肌肉或器官不能维持运动。

另有分类方法将以上二者统称为躯体性疲劳，进而分为中枢疲劳和外周疲劳。前者指中枢神经系统的信息传递或收集能力发生改变；后者指神经肌肉接头处信号传递、肌肉收缩及肌腱牵拉能力的下降。

3）情绪性疲劳：又称心理性疲劳或精神疲劳，指人长期从事一些单调、机械的工作活动，伴随机体生理生化方面的变化，中枢神经细胞由于持续紧张而出现抑制，致使人对工作、生活的热情和兴趣明显降低，直至产生厌倦情绪，也可由睡眠不良引起。其主要表现为行为改变，往往伴随中枢大脑皮质细胞（脑电波）和骨骼肌收缩功能（肌肉电位）的变化。

（2）病理性疲劳：疾病原因引起的疲劳，统称为病理性疲劳，主要有癌性疲劳（cancer-related fatigue，CRF）和慢性疲劳综合征（CFS）等。

癌性疲劳又称癌症相关性疲劳，是癌症患者最常见的症状之一。其病因是复杂的、多维的，涉及许多潜在的影响因素。包括肿瘤相关因素和并存的医疗心理因素，同时也与抗癌治疗或其他药物的副作用有关。

慢性疲劳综合征又称雅痞症、肌痛性脑脊髓炎（myalgic encephalomyelitis，ME）、慢性疲劳免疫功能紊乱综合征（chronic fatigue immune dysfunction syndrome，CFIDS），其症状包括发热、喉咙痛、淋巴结肿大、极度疲劳、食欲减退，复发性上呼吸道感染，小肠不适、黄疸、焦虑、抑郁、烦躁及情绪不稳、睡眠不足，对光及热敏感，暂时失去记忆力，无法集中注意力，头痛、痉挛、肌肉与关节痛。这些症状与感冒或其他病毒感染相似，无特异性，因此容易误诊。通常医生会误诊为臆病、抑郁症或精神障碍引起的身体疾病。此外，细菌、病毒、真菌感染，慢性中毒（如汞、砷、铅等）、贫血、低血糖症、甲状腺功能减退、睡眠问题等也可引起类似慢性疲劳综合征症状。

1994年，美国疾病预防控制中心（Centers for Disease Control and Prevention，CDC）制定的CFS诊断标准包括的基本特征：①新发生的、持续性或反复发作的虚弱性疲劳，持续时间≥6个月，卧床休息不能缓解。②活动水平比健康时降低50%以上，并同时具备以下4个（或以上）症状：记忆力下降或注意力难以集中、咽喉炎、颈部或腋窝淋巴结触痛、肌痛、多发性非关节炎性关节疼痛、新出现的头痛、睡眠障碍、劳累后持续不适等。③各项体格检查和实验室检查无明显的异常发现。另外，若患者具备如下情况之一，则不能诊断CFS：①机体具有可解释慢性疲劳的活动期疾病，如甲状腺功能减退、睡眠呼吸暂停综合征。②具有已经确诊但目前尚未治愈的疾病，如恶性肿瘤、慢性乙型（丙型）肝炎。③既往或目前有严重精神障碍，如精神分裂症、妄想、痴呆、神经性厌食。④发生CFS前有酗酒或其他药物依赖史。⑤严重肥胖。

3. 疲劳的产生机制　疲劳是体力和脑力劳动过程中人体器官或机体发生的自然衰退状态，是人体能量与精力消耗到一定程度，躯体（肌肉、神经系统）与精神（心理）产生的自卫性抑制的保护性反应，是正常的生理反应过程。疲劳的发生机制比较复杂，多数研究认为是由多种感染、应激等引起的神经-内分泌-免疫网络功能紊乱的结果，此外，在近期研究进一步发现遗传、代谢、营养方面的因素也可能参与其中（图1-3）。

（1）疲劳物质累积理论：在劳动过程中，劳动者体力和脑力不断消耗，在体内逐渐积累起某些疲劳物质（如乳酸、肌酐等），这些物质在肌肉和血液中累积到一定程度后，就会使人体力衰竭，不能再进行有效的工作。奥博尔尼博士基于生物力学的理论对这一学说又做了详细分析。乳酸分解后会产生

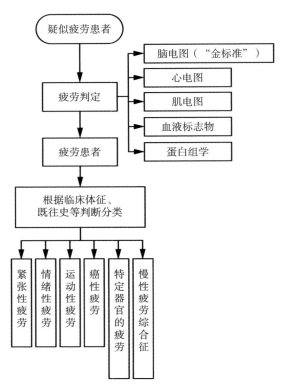

图1-3　疲劳分类与诊断

液体，滞留在肌肉组织中未及时被血流带走，使肌肉酸痛、肿胀，进而肌肉中间的血管受压，使得肌肉供血越发不足。倘若在剧烈活动后，能够及时休息，液体就会被带走；若休息不充分，继续活动又会促使液体增加，尤其是在一段时间内持续使用某一块肌肉，肌肉间液体积累过多而使肌肉肿胀严重，导致肌肉内纤维物质生成，严重影响肌肉的正常收缩，甚至造成永久性损伤。

（2）力源消耗理论：劳动者不论从事脑力劳动还是体力劳动，都需要不断消耗能量。轻微劳动能量消耗少，剧烈劳动能量消耗多，二者呈正相关关系。但人体的能量供应在单位时间内是有限的。伴随劳动量的增加，能量不断被消耗，于是在能量耗尽并用完肌糖原等储备能量之后，又未能及时补充，机体就会产生疲劳。

（3）内环境稳定性失调学说：疲劳时肌肉中乳酸等代谢产物增多，引起肌组织中和血液中pH的下降，阻碍神经肌肉接头处兴奋的传递，影响冲动传向肌肉，抑制果糖磷酸激酶活性，从而抑制糖酵解，使腺苷三磷酸（adenosine triphosphate，ATP）合成速度减慢。另外，pH下降还使肌质中的Ca^{2+}浓度下降，从而影响肌球蛋白和肌动蛋白的相互作用，使肌肉收缩减弱。

水盐代谢紊乱和血浆渗透压改变也可引起疲劳。曾有人研究，当人体脱水达体重5%时，肌肉工作能力下降20% ～ 30%，哈佛大学疲劳研究所发现，高温作业工人因分泌汗液过多，出现不能劳动的严重疲劳时，给予普通饮水仍不能缓解，但饮用含0.04% ～ 0.14%的氯化钠水溶液可使疲劳有效缓解。同样，血浆渗透压过高也会有类似反应。

（4）自由基损伤学说：自由基指外层电子轨道含有未配对电子的基因，如氧自由基、烃自由基、过氧化氢（H_2O_2）及单线态氧等物质。其产生部位在细胞内，线粒体、内质网、细胞核、质膜和细胞液中都可以产生。其化学性活泼，又与机体内糖类、蛋白质、核酸及脂类等物质发生反应，因而造成细胞功能和结构的损伤与破坏。

（5）局部血流阻断理论：在长时间维持静态作业（如持重，把握工具）时、肌肉靠等长收缩来维持一定的体位。虽然能量消耗不多，但易发生局部疲劳。这是因为肌肉收缩的同时产生肌肉膨胀，且变得十分坚硬，内压很大，将会全部或部分阻断通过收缩肌肉的血流，于是形成了局部血流阻断。正常情况下人体可通过休息，调整后可恢复，血液循环恢复正常后，一般疲劳即可消除。

（6）保护性抑制学说：劳动过程中，在过度工作达到一定极限时，人的中枢神经系统会产生一种特殊的功能，即保护性抑制，使运动、神经系统的肌肉组织和神经细胞不致因过度消耗而受损。在这种意义上，疲劳是对机体起保护作用的一种"信号"。有研究发现，犬拉载重小车行走30 ～ 60分钟产生疲劳时，一些条件反射呈显著减少，不巩固的条件反射显著减弱，甚至消失。在人体疲劳检测中也常用肌力测试及测定神经反射弧的阈值与反应时间，如测定膝跳反射阈值与反应时间长度，或检测血压体位反射，若2分钟内机体功能无法恢复则为疲劳指征，若完全不能恢复则为重度疲劳指征，另有以两点阈和闪光融合频率为评价指标。

中枢性疲劳的基本机制首先为神经元功能的紊乱，即改变了神经元的兴奋性。在疲劳时，神经冲动的频率减慢，使肌肉工作能力下降；其次为代谢功能的失调，如大脑细胞中ATP、磷酸激酶（creatine phosphate，CP）水平明显降低，血糖水平也明显降低，γ-氨基丁酸、5-羟色胺和脑氨水平升高，可引起多种酶活性下降，ATP再合成速率下降，从而使工作能力下降，导致疲劳症状出现。有研究显示，小鼠进行长时间工作（10小时游泳）引起严重疲劳时，大脑皮质中γ-氨基丁酸水平明显增加，说明保护性抑制功能在此时发挥了作用。进一步研究表明，血糖下降、缺氧、pH下降、盐丢失和血浆渗透压升高等因素，也会促使皮质神经元工作能力下降，从而促进疲劳保护性抑制的发生和发展。

二、疲劳标志物的研究

许多国家都在积极开展职业性疲劳检测的研究工作，西方发达国家投入巨大的人力、物力，但检测工作具有疲劳渐进性、数据难以客观获得、测量方法和评价指标难以量化等特征。在已有的检测方法研究中，对于疲劳生理信号的检测，虽然灵敏度较高，但有侵入性，需要提取信号粘贴电极；PERCLOS法测量准确率高，对行为特征的检测直观明了，但检测识别的方法复杂，对于瞳孔测量信息提取困难，对视线方向和嘴部状态等的检测受个体、光线和生理状况影响差异较大，可靠性差、抗干扰性也差。最近报道的日本采用芯片技术、美国车载模块系统等虽提升了检测效率，但因设计复杂和性价比等原因，普及性差。到目前为止，比较所有疲劳检测方法，尚无便捷、可靠、无侵入性、性价比高的检测方法。如果能有一个或一组客观的临床标志物来协助诊断将会具有极为重要的意义，这既是当前国内外研究的热点和难点，也是发展中国家和发达国家都共同面临的重大公共卫生问题。

其实，疲劳的研究跨越了生理学、分子生物医学、预防医学、计算机技术和影像学等领域，本次研究就是在以往各学科研究基础上，结合了当前实验分析技术的最新发展和实现快速检测的技术需求，选择了临床收集方便和无创的唾液作为检测标本进行了预实验探索。本课题组对不同个体在有限疲劳状态下的唾液成分中分子量为 $2000 \sim 15\,000D$ 的肽谱（小蛋白谱）分析发现，唾液的肽谱分析随着疲劳的出现，表现出明显的变化并呈现一定的规律性。此结果强烈支持存在通过系统分析唾液以获得有用的疲劳识别信息可能性，进一步研究有望系统建立可用于疲劳识别的唾液标志谱，特别是利用目前比较成熟的生物质谱等高通量样品分析技术，建立疲劳及其唾液生物标志物相关检测模型，建立用于疲劳识别的唾液标志谱或特点标志物组合谱，包括找到疲劳状态下稳定、特异的生物标志物和生物标志物组合，建立疲劳及其相关生物标志物的评价模型；为进一步实现基于生物传感器技术等的便捷疲劳检测方法提供科学依据，此类疲劳识别体系我国具有独立知识产权，具有重要的理论和现实意义。疲劳常见标志物分类如下。

1. 微生物感染及其标志物　疲劳患者常伴有流感样症状，如发热、咽痛、淋巴结肿痛，以及疲劳导致的认知功能受损，睡眠障碍和肌肉关节疼痛等症状均常见于许多感染性疾病的急性期，而且一些患者在急性期过后前述症状可持续6个月以上。早期的研究认为，CFS系致病微生物感染所致，特别是EB病毒（Epstein-Barr virus，EBV）感染，并称其为感染后疲劳综合征，但至今尚未在CFS患者体内持续检测到病毒繁殖的证据，且目前尚无肯定的证据表明任何已知的致病微生物与CFS之间有确定的联系。但许多致病微生物可在特定的感染者中引发CFS的症状，这可能与不同微生物以不同方式影响不同的人群有关，究其原因是宿主机体的差异和个人免疫功能状态的不同。已有多项研究报道接种疫苗可引发CFS，也许可作为微生物感染引起

CFS的间接证据。目前有报道与疲劳有关的微生物感染有EBV、巨细胞病毒（cytomegal ovirus，CMV）、人类疱疹病毒6型（human herpes virus 6，HHV-6）、HHV-7、丙型肝炎病毒（hepatitis C Virus，HCV）、风疹病毒、细小病毒B19、脊髓灰质炎病毒、人T细胞白血病病毒、泡沫病毒、肠道病毒和人类免疫缺陷病毒（human immunodeficiency virus，HIV）。其他微生物有Q热立克次体、支原体、弓形虫、布鲁氏菌、肺炎球菌、伯氏疏螺旋体、白念珠菌等。

2. 免疫学因素　疲劳会造成免疫功能受损已被多次报道，甚至可作为疲劳程度或分型的指标。许多疲劳患者可见免疫细胞、免疫分子、细胞因子等方面的异常。故CFS又称为慢性疲劳免疫紊乱综合征（CFIDS）。

（1）免疫细胞：有学者报道，与健康对照组相比，CFS患者外周血中存在自然杀伤（natural killer，NK）细胞数目减少、功能降低，细胞间黏附分子1(intercelluar adhesion molecule1，ICAM-1)和CD11b/c表达下降，CD38表达缺失，使其不能活化。T细胞活化标志异常表达，CD26和CD69表达下降，CD69为活化分子可作为标志物。另有报道称，CFS患者免疫反应偏向辅助性T细胞Th2型，表现为体内γ干扰素（interferon γ，IFN-γ）比正常组减少，CD4/CD8比值升高，CFS患者NK细胞和细胞毒性T细胞（cytotoxic T lymphocyte，CTL）的颗粒酶A和K表达下降，导致其细胞毒功能减弱。在2010年，布雷尼等指出这些免疫功能紊乱可引发流感样症状，而NK细胞表面分子的变化可作为生物标志物。

B淋巴细胞主要通过活化为浆细胞后，产生抗体介导体液免疫。CD20是其重要的生物活化标志分子。弗卢格等以抗CD20分子单抗抑制B淋巴细胞的活化，从而导致30位患者出现CFS症状，甚至有些患者体内出现了自身抗体，由此表明自身免疫也可能是CFS发病的病因之一。

（2）细胞因子：对疲劳细胞因子生物标志物的研究主要集中在外周血标本。首先是能引起炎症或变态反应的细胞因子，如肿瘤坏死因子α（tumor necrosis factor α，TNF-α）、白介素 1（interleukin1，IL-1）、PMN-elastase、溶菌酶还有新蝶呤（一种由 CFS 患者血中巨噬细胞分泌的细胞激活剂），可作为生物标志物。Th2 型免疫反应相关细胞因子，也是近期研究热点。将 CFS 患者外周血单核细胞体外培养发现，培养后 IL-4 和 Th2/Th1 比例均会升高。而 Th2 型细胞因子有避免疲劳与提高反应能力（如驾驶技术）的作用。有报道显示，IL-10（Th2 型主要细胞因子）可抑制 NK 细胞和 T 细胞的活性，引发 CFS 症状。另有报道，CFS 与 IgE 介导的变态反应有关，故 IgE 亦可作为 CFS 的生物标志物。还有人发现，一种血管紧张素受体 2（VPACR2）可诱导 IL-10 反应并抑制 CTL 的活性，可检测到其在 CFS 患者 T 细胞表面高表达，因此可与 Th2 型细胞因子一起作为诊断 CFS 的生物标志物。

目前，细胞因子的变化对于疲劳发生过程到底是因还是果，尚不能确定，有待进一步研究。

3. 神经内分泌系统

（1）下丘脑－垂体－肾上腺轴（hypothalamic-pituitary-adrenal axis，HPA）的异常：疲劳是一种体力或情感方面的应激，其必然会活化 HPA，导致皮质醇和类固醇类激素以及促肾上腺皮质激素（adrenocortiopic hormone，ACTH）的释放增加，从而影响免疫、运动、循环等系统，甚至造成行为方式的改变。但也有报道显示，CFS 患者皮质醇水平较健康人群低，可能是长期的感染或炎症导致抗 ACTH 自身抗体刺激肾上腺持续大量分泌皮质醇，但长时间刺激后对其反应下降，反而转向分泌减少。HPA 的异常又会影响神经、免疫、运动、消化等多个系统，从而引发 CFS，但也有人认为顺序相反。察雷夫等经实验证实，唾液中的皮质醇浓度可作为疲劳和睡眠不足的检测指标。

皮质醇是 HPA 的产物，是基本的应激激素。正常状态下，皮质醇在控制情绪和维持健康，调节免疫细胞和分子，调节血压、血糖，维护骨骼、肌肉和结缔组织等方面具有特别重要的功效。在应激状态下，皮质醇会在维持血压、稳定血糖、控制过度炎症、促进能量代谢方面发挥重要作用，但长期处于精神、躯体压力应激状态下的人群，他们的皮质醇水平长期偏高，会显现出血糖升高、体重上升、精神萎靡、极度疲劳等症状。鲍威尔等发现34例CFS患者的唾液中皮质醇水平较对照组升高，所以建议将其作为疲劳检测标志物。德尔等也对50名学生因考试造成的精神压力及疲劳反应进行了检测，发现唾液中的皮质醇和α-淀粉酶含量与疲劳程度成反比关系。因此，建议把二者共同列为生物标志物。同时，在病理状态下，低皮质醇反应是常见病理性疲劳的原因之一。鲍威尔等对38名复发-缓解型多发性硬化症患者的研究发现，皮质醇应激反应及日间皮质醇水平较低的患者与疲劳严重程度相关，可作为疲劳程度的指标，但二者因果关系尚有待明确。在癌性疲劳方面，特尔等对130名乳腺癌患者的研究显示，睡眠不足和疲劳的患者其皮质醇分泌被扰乱，但经睡眠干预（小睡）后可改善，说明皮质醇水平可反映患者的睡眠状况和疲劳状态。有趣的是，有研究表明皮质醇的应激反应还可能与性别有关。诺维斯等在377名边缘型人格障碍患者中进行的精神紧张及疲劳状态与唾液中的皮质醇含量关系的研究发现，女性患者的皮质醇水平是下降的，而男性患者的皮质醇水平是上升的。

（2）α-淀粉酶：作为交感-肾上腺髓质系统的生物标志物，经常与皮质醇一起作为唾液中对压力和疲劳应激的标志物，且二者的反应状况一般是一致的。但有个别例外，如坦凯等检测了25名躁狂症患者与22名健康人对照，检测精神应激后唾液中的皮质醇和α-淀粉酶的水平发现，女性患者唾液中α-淀粉酶水平较对照组有显著升高，而男性患者唾液中α-淀粉酶水平较对照组也有升高，但男性、女性患者组唾液皮质酶的水平较对照组无变化。川野等也对45名强迫性精神障碍患者和75名健康人对照研究检测唾液中的皮质醇和α-淀粉酶水平发现，在精神应激后，无论男性还是女性患者唾液α-淀粉酶水平都高于对照组，但皮质醇的水平与对照组相比无变化。因此，唾液α-淀粉酶似乎比皮质醇更有用。

（3）嗜铬粒蛋白A（chromogranin A，CGA）：是一种由439个氨基酸组成的分子量为48kD的酸性、亲水性分泌蛋白，位于神经内分泌细胞的嗜铬性颗粒内，属嗜铬蛋白家族，在肾上腺髓质嗜铬性颗粒中与儿茶酚胺及钙是共分泌的。该蛋白在交感神经末梢及心肌、胰腺、中枢及周围神经系统、肠道、甲状腺、唾液腺等内分泌组织中均有发现，且其蛋白水解作用具有组织特异性，而且断裂部位的差异与所处的组织相关。因其半衰期长而成为评估神经内分泌系统活性的强有力指标，虽然在心血管疾病中也常有升高。近年来，在精神压力和疲劳的评价方面，CGA也成为越来越受到重视的评估指标。苏吉诺等将CGA作为生理性疲劳的评价指标对18名志愿者进行检测，证实柠檬酸可减轻生理性疲劳症状。

4. **疲劳蛋白** 本研究利用高通量质谱技术对疲劳前后唾液样品中的蛋白质进行鉴定，应用蛋白质组学技术大规模筛选蛋白质差异，发现有诊断价值的蛋白质标志分子，证实了人唾液中存在可以检测到的疲劳因子，并筛选出唾液中的疲劳标志物。本研究共找到了29种疲劳密切相关标志蛋白，详见图1-4、附件二。

各疲劳蛋白功能不同，且与不同疾病相关。例如，膜联蛋白A1与多种肿瘤的发生发展密切联系。在食管鳞状细胞癌中，膜联蛋白A1较正常食管鳞状上皮细胞表达明显下调，而在食管腺癌中表达显著。在胃癌及其转移灶中，膜联蛋白A1在胞核中强表达，由此说明膜联蛋白A1的表达情况可反映胃癌细胞的恶性度及腹腔转移情况。且膜联蛋白A1还参与乳腺癌细胞的分化调节及其细胞内信号的传导，进而促使乳腺癌的发生发展，对目前乳腺癌预后及治疗的研究具有重要意义。此外，膜联蛋白A1与胰腺癌、泌尿系统及头颈部肿瘤也存在密切关系。

生长因子受体结合蛋白2（growth factor receptor bound protein2，Grb2）是一种在诸多细胞中广泛表达的衔接蛋白，其通过调控受体酪氨酸激酶信号通路来调节众多细胞的功能。此外，Grb2作为主要信号传导分子在多个致癌信号通路中发挥关键作用。研究发现，Grb2在乳腺癌、胃癌和食管鳞状细胞

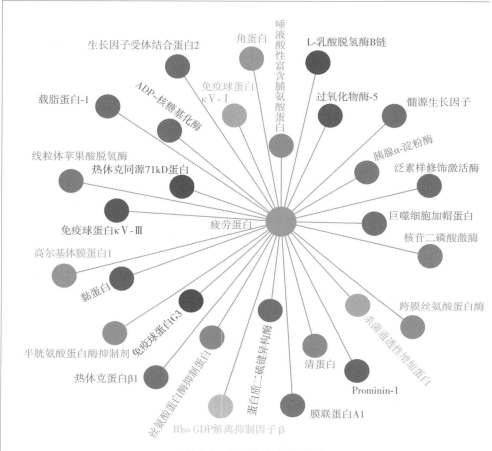

图1-4　疲劳蛋白知识图谱

癌等肿瘤组织中呈高表达状态，并且Grb2的表达水平与肿瘤的淋巴结转移及预后密切相关。Grb2主要是通过其所在信号通路促进肿瘤细胞侵袭和转移来实现其在肿瘤发生中的作用。

　　热休克蛋白是一种应激蛋白，在机体或细胞受到应激（如温度、重金属、自由基、紫外线、药物、炎症等）时，都会诱导热休克蛋白的合成。热休克蛋白具有分子伴侣、抗氧化、抗细胞凋亡、协调免疫等功能，能协助变性受损蛋白质的折叠转运，是一种不可缺少的应激内源性保护性蛋白。研究表明，运动也是诱导热休克蛋白表达的应激因素，运动时复杂的生理变化，如体温的上升、pH的下降、自由基的增加、ATP的下降、肌纤维损伤等，都是导致热休克蛋白表达的可能因素。且热休克蛋白的表达与运动强度和时间成正相关，但是如果运动负荷过大，热休克蛋白的表达会减少，不能对受损组织进行保护。由此，它可以作为一种判断运动负荷及运动是否过度的指标。

半胱氨酸蛋白酶抑制剂能抑制细胞内外的半胱氨酸蛋白酶，在肿瘤的生长、血管生成、浸润和转移中起重要作用，可作为肿瘤诊断和预后估计的标志物。巨噬细胞加帽蛋白与前列腺癌、结直肠癌、胃癌密切相关。疲劳蛋白与相关疾病知识图谱详见图1-5。

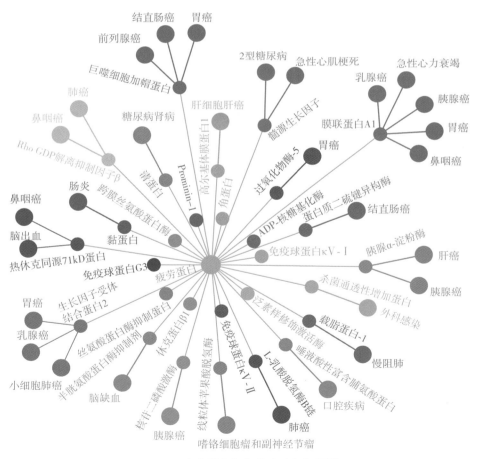

图1-5　疲劳蛋白与相关疾病知识图谱

　　疲劳与民众日常生产生活息息相关。在人类生命周期中，工作压力、生活经济状况、个人情绪、天气灾害、身体/心理疾病、社会环境、家庭关系的异常都是疲劳产生的疲劳胁迫因子，而疲劳产生后，患者可能出现视物模糊、血糖异常、血小板异常、焦虑、惊恐、失眠、抑郁、腰酸背痛、眼干眼胀眼痛、记忆力衰退、头痛、肌无力、尿频尿急、心理承受力下降、乏力、耐力下降、思维迟缓、嗅觉障碍等症状，对患者正常生产生活产生极大的负面影响。

　　本研究发现的29种（30个）疲劳蛋白，在现有研究基础上证实19种疲劳蛋白与21种疾病存在一定关联，乃至为某些疾病的标志物（表1-1，图1-6，图1-7）。而临床上疲劳症状则可见于多种疾病，其中的联系与作用机制则亟待进一步研究明确。

表1-1　疲劳蛋白-疾病-症状关系

序号	疲劳症状	疲劳相关疾病	相关疲劳蛋白
1	恶心、情绪焦虑/易怒、睡眠质量下降、身体疼痛、头晕头痛、乏力	乳腺癌	生长因子受体结合蛋白2、膜联蛋白A1
2	恶心、情绪焦虑/易怒、情绪抑郁/低落、记忆力衰退、心理承受力下降、食欲减退、思维迟缓	肺癌	生长因子受体结合蛋白2、Rho GDP解离抑制因子β、L-乳酸脱氢酶B链
3	睡眠质量下降、情绪抑郁/低落、尿频尿急	慢性阻塞性肺疾病	载脂蛋白-1
4	视物模糊、眼干眼胀眼痛	青光眼	热休克同源71kD蛋白、高尔基体膜蛋白1
5	视物模糊、头晕头痛、尿频尿急、乏力	副神经节瘤	线粒体苹果酸脱氢酶
6	头晕头痛、乏力、腹泻腹痛	嗜铬细胞瘤	线粒体苹果酸脱氢酶
7	血小板异常、情绪抑郁/低落、食欲减退	鼻咽癌	热休克同源71kD蛋白、Rho GDP解离抑制因子β、膜联蛋白A1
8	血压异常、情绪焦虑/易怒、睡眠质量下降、情绪抑郁/低落	脑出血	热休克同源71kD蛋白
9	记忆力衰退、头晕头痛、肌无力	脑缺血	半胱氨酸蛋白酶抑制剂、过氧化物酶-5
10	血压异常、头晕头痛、乏力、耐力下降	急性心力衰竭	膜联蛋白A1
11	恶心、睡眠质量下降、身体疼痛	肝癌	高尔基体膜蛋白1、胰腺α-淀粉酶
12	情绪焦虑/易怒、乏力、腹泻腹痛	肠炎	黏蛋白

续　表

序号	疲劳症状	疲劳相关疾病	相关疲劳蛋白
13	情绪抑郁/低落、身体疼痛、腹泻腹痛	胰腺肿瘤	核苷二磷酸激酶、胰腺α-淀粉酶、膜联蛋白A1
14	血糖异常、情绪抑郁/低落、肌无力、尿频尿急、乏力、耐力下降	2型糖尿病	髓源生长因子
15	血压异常、情绪抑郁/低落、尿频尿急、身体乏力	急性心肌梗死	髓源生长因子
16	恶心、食欲减退	口腔疾病	唾液酸性富含脯氨酸蛋白
17	血糖异常、尿频尿急、乏力	糖尿病肾病	清蛋白
18	身体疼痛、头晕头痛、肌无力、尿频尿急	外科感染	杀菌通透性增加蛋白
19	血糖异常、睡眠质量下降、食欲减退、恶心	胃癌	生长因子受体结合蛋白2、膜联蛋白A1、过氧化物酶-5、巨噬细胞加帽蛋白
20	情绪焦虑/易怒、情绪抑郁/低落、尿频尿急、乏力	前列腺癌	巨噬细胞加帽蛋白
21	情绪焦虑/易怒、睡眠质量下降、情绪抑郁/低落、食欲减退	结直肠癌	巨噬细胞加帽蛋白、蛋白质二硫键异构酶

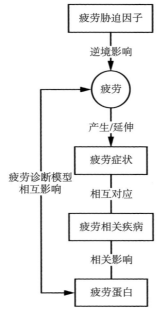

图1-6　疲劳蛋白-疾病-症状-胁迫因子关系

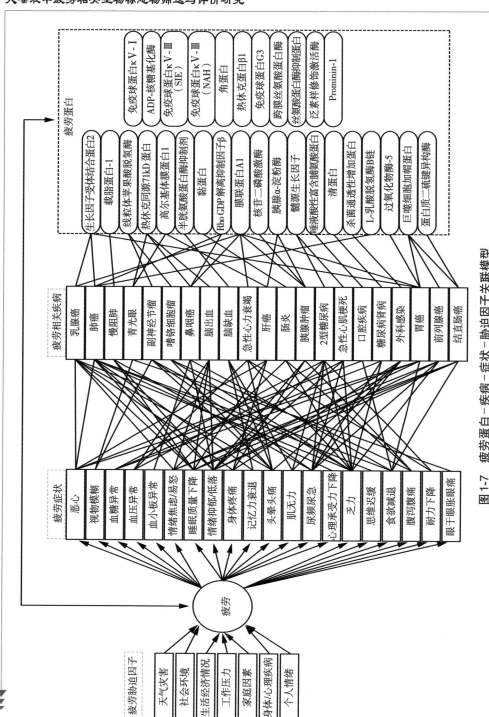

图 1-7 疲劳蛋白－疾病－症状－胁迫因子关联模型

三、疲劳检测研究的重要性

1. 疲劳检测研究的影响　在工作强度、精密度、独立作业程度越来越高，车辆急速增加的当今社会，存在着易使职业人员过度疲劳的大环境，这种脑力疲劳与体力疲劳相结合的疲劳，区别于亚健康，也区别于各种疾病引起的病理性疲劳。世界卫生组织（World Health Organization，WHO）对58个国家资料统计表明，无论是发达还是发展中国家，意外伤害都是前五位的死因之一，其中疲劳是引发交通意外伤害和职业伤害的重要原因。据统计，全世界每年因疲劳导致的职业伤害占比21.7%，因疲劳导致的交通事件死亡人数占交通事故总死亡人数的57%，尤其是高速路长途车疲劳事故的发生率为一般事故的7倍以上；据分析，发生交通事故的最直接原因是驾驶行为不佳，包括注意力不集中、超速行驶和措施不当等，而疲劳往往是导致这些现象的直接原因。美国海岸警卫队对279起事故的疲劳指数的分析表明，16%的重大海事和33%的人身伤亡事故与疲劳有关。2012年2月23日，英国每日邮报报道，英国飞行员协会调查显示，43%的英国民航飞行员驾机时曾因疲劳而瞌睡，疲劳的效果类似于醉酒，已严重威胁公共安全。德国保险协会的调查显示，1/4的交通事故是在司机打瞌睡中发生的。疲劳的流行病学研究显示，我国每年因疲劳死亡人数多达60万，导致早亡的寿命损失也大于任何一种疾病，这些"不起眼"的疲劳，往往给我们带来灾难性的后果。疲劳造成的直接、间接总体损失和社会代价巨大，目前世界各国对违反交通规则、超速、饮酒等交通事故危险因素都有明确的管理条例和监管措施，但对于造成25%～30%交通事故的疲劳这一主要危险因素，全世界至今没有好的检测和控制方法。虽然富库达等制定的疲劳诊断标准被国际医学界公认为"金标准"，以及脑电图θ波、心电图HF及LF/HF的比例变化等检测指标的出现，但这些多是用于临床上的疲劳判断，而且多是有创的血样采集，都不能用于现场快速准确的疲劳识别。若能参照检测酒驾的方法建立疲劳的快速识别方法，对有效预防和减少因疲劳导致的生命和安全隐患意义重大。

2. 本研究技术路线　如图1-8所示，本研究的疲劳诊断主要包括疲劳实验、实验结果、统计学处理、模型分析和检测模型建立五部分，其中疲劳实验是通过实验设计和实验执行来完成研究实验，得到实验结果，通过统计学处理结果数据，从"灵敏度""特异性""似然性""阳性预测值（positive predictive value，PPV）""阴性预测值（negative predictive value，NPV）"等角度分析疲劳模型的概况，最终建立疲劳检测模型。

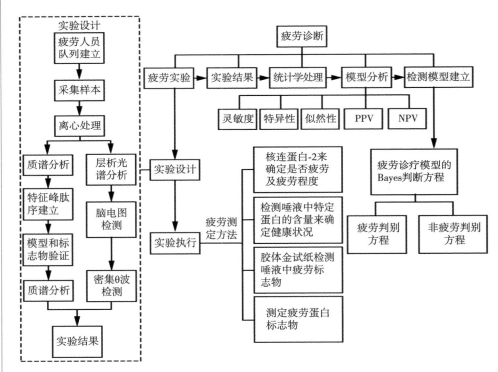

图1-8　疲劳诊断知识构建

疲劳诊断的核心内容是通过实验采集不同时间的唾液样本，利用飞行时间质谱技术找到机体不同疲劳状态下唾液中分子量为2000～15 000D的生物标志物和/或组合标志物，目标是获得候选疲劳标志物5～10个；为便捷疲劳检测方法的建立提供科学依据。同时根据相关疲劳标志物建立疲劳检测模型，并完成对候选生物标志物和/或组合标志物用于疲劳检测效能的系统评价。

第二章

国内外疲劳研究现状

一、国外疲劳研究现状

有关国外疲劳研究可分为早期研究、生理信号研究、行为特征检测和相关研究（图2-1）。

1. **疲劳的早期研究**　始于1935年，美国交通部管辖的洲际商业协会要求美国公共卫生服务署负责调查城市间商业机动车操作的服务时间。20世纪80年代，美国国会批准交通部实施的驾驶服务时间（the hour of service，HOS）改革，是对疲劳最早的立法研究。

2. **疲劳的生理信号检测研究**

（1）EEG疲劳信号检测：澳大利亚悉尼大学健康研究中心利用人工神经网络对采集的EEG信号进行处理，发现θ波疲劳时明显增加，这为检测疲劳提供依据，EEG也一直被誉为检测疲劳的"金标准"，可作为诊断性试验的参考。但是此方法提取信号必须使用接触人体的电极。

（2）ECG信号检测：卡尔卡尼尼等发现ECG信号的几个典型特征，即低频（low frequency，LF）能量、超低频（ultra-low frequency，UF）能量、高频（high frequency，HF）能量及LF/HF的比值在清醒和疲劳时明显不同。但采集ECG信号受成本和条件的限制。

（3）脉搏检测：日本公司2002年通过方向盘安置探测器监测司机脉搏来判断其是否疲劳、瞌睡、注意力不集中等。

（4）EMG信号检测：采用诱发电位法在肌肉表面固定表面电极，肌电信

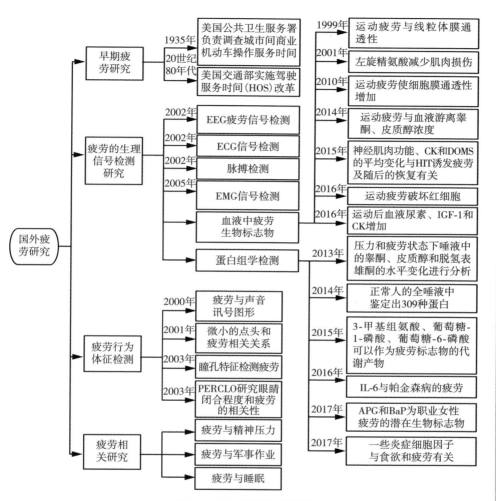

图2-1 国外疲劳研究现状

注：CK. 肌酸激酶；DOMS. 延迟性肌肉酸痛；IGF-1. 胰岛素样生长因子1；APG. 烷基多苷；Bap. 骨碱性磷酸酶。

号经表面电极传至EMG记录仪。Hostens等使用此方法研究发现，长期驾驶时表面EMG的幅值上升，肌电平均频率下降。

（5）血液中疲劳生物标志物：运动疲劳使红细胞破坏，血红蛋白从红细胞中游离出去，血红蛋白的下降会超出正常范围。运动疲劳使细胞膜通透性增加，肌酸激酶，（creatine kinase，CK）从细胞内释放到血液，因而血清中CK含量会升高。运动中，补充左旋精氨酸（L-arginine）会减少运动员的肌肉损伤，提高成绩。所以一氧化氮（NO）的下降可以引起运动疲劳。运动疲劳时，肌肉组织损伤，线粒体膜通透性增加，琥珀酸脱氢酶（succinate dehydrogenase，SDH）在胞质中含量增加，SDH活性可以用来反映三羧酸循环的情况。运动疲劳时，机体处于消耗状态，游离睾酮浓度显著降低，而皮质醇浓度有所升高，皮质醇受体增多，蛋白质分解超越合成水平。赫克斯特登等调查了73位竞技运动员在特定训练营期间和之后的血液疲劳指标，结果表明，运动后尿素、胰岛素样生长因子1（insulin-like growth factor 1，IGF-1）和CK增加。维韦霍弗等研究发现，神经肌肉功能、CK和延迟性肌肉酸痛（delayed onset muscle soreness，DOMS）的平均变化与高强度间歇训练诱发疲劳及随后的恢复有关，但单个指标作为疲劳标志物的灵敏度较低。

（6）蛋白组学检测：由于疲劳的检测意义重大，国内、外对唾液成分分析用于疲劳测定的前景给予了高度关注。疲劳机制复杂，仅依赖一个生物标志物可能无法达成最佳的灵敏度和特异度，蛋白组学在糖尿病肾病的早期诊断及预测进展的优势便体现在此。蛋白质组学不仅可以对各种蛋白质进行量化研究，还包括蛋白质在细胞内外的定位、翻译后修饰、相互作用和功能。应用蛋白质组学技术可以大规模筛选蛋白质差异，发现有诊断价值的蛋白质标志分子；德尔努尔夫等的研究发现，在晚期癌症和疼痛的患者中，一些炎症细胞因子与食欲和疲劳有关，炎症标志物与疼痛或皮质类固醇治疗的疗效无关。埃巴塔等研究发现，烷基多苷（alkyl polyglucoside，APG）和骨碱性磷酸酶可作为职业女性疲劳的潜在生物标志物。佩里拉等研究结果发现，IL-6可能在帕金森病的疲劳病理生理中发挥作用。达朗等运用蛋白组学技术从正常人的全唾液中成功检测鉴定出309种蛋白。但以往疲劳唾液研究主要集中在对分子量低于10D的小分子物质的分析。以往代谢组学分析结果发现，运动员唾液中存在可以作为疲劳标志物的代谢产物，即3-甲基组氨酸、葡萄糖-1-磷酸、葡萄糖 -6- 磷酸，以及一些氨基酸类化合物，但未对这些标志物的诊断效能进行进一步的分析。卡陶卡等用自动在线管内固相微萃取（SPME）、液相色谱－串联质谱法（LC-MS/MS）同时测定唾液中睾酮、皮质醇、脱氢表雄酮（dehydroepiandrosterone，DHEA），发现对 40μl 样品进行处理，SPME、LC-MS/MS 方法具有良好的线性关系（$R \geqslant 0.9998$）、精密度（日内和日间精密度分别为 4.9% 和 8.5%）和检测灵敏度（定量限额分别为约 0.01ng/ml、0.03ng/ml 和 0.29ng/ml 唾液。并用这种方法对压力和疲劳状态下的唾液中的睾酮、皮质醇和 DHEA 的水平变化进行分析，显示了质谱技术的测定优势。但 LC-MS/MS 发现的小分子激素类或代谢产物类物质的变化虽可能与疲劳有一定关联性，但易受到饮食和其他健康状况的影响；同时这些小分子标志物往往不具有良好的抗原性，不易将精密仪器分析发现的生物标志物改用免疫学或生物传感器等简便方法测定。综上研究，均未应用 EEG 判别是否疲劳，建立疲劳判别模型，可能与 EEG 监测费时、费力，以及经济成本有关，进而不能建立疲劳判别模型。

3. 疲劳行为特征检测　美国卡内基梅隆研究所提出的检测疲劳的物理量 PERCLOS，是利用计算机视觉方法对摄像机图像序列进行实时处理，根据眼睛闭合程度和疲劳的相关性进行的眼睑闭合检测研究。菲利浦等研究发现，微小的点头（micro-nods）和疲劳有非常好的相关关系，并据此设计了测量点头动作的产品（MiNDS），但由于资金投入过大等问题没有深入研究下去。也有利用瞳孔特征检测疲劳研究，疲劳时人的瞳孔会缩小，而清醒时大而稳定，此现象称为"疲劳波"，但瞳孔测量问题至今未解决。美国联邦公路管理局在实验中模拟疲劳做了多种指标（眨眼持续时间、频率，点头，体态姿势等），认为 PERCLOS 测量方法准确率最高，被认为是最有效的驾驶疲劳测评方法。2003 年 7 月，美国交通安全局联合宾夕法尼亚大学和卡内基梅隆研究所研发了一个包含三个模块的系统，即 PERCLOS 眼睑闭合检测、睡眠活动记录、轨道安全系统，但距离满足实际应用还存在许多问题，目前尚在研究中。另据英国《新科学家》杂志报道，日本科学家研制出一种通过声音检测疲劳的仪器，可以从飞行员或航管人员的声音变化中察觉他们的疲劳状态，以防止人为疏忽导致飞行事故的发生。日本电子导航研究所研制的"疲劳侦测器"，可以把声音信号转化成图形，说话者的声音产生细微变化，从这些变化得出疲倦征兆。志愿者在专心阅读或解决问题20～30分钟后接受研究员用侦测器测试，结果发现他们的声音信号图形呈现明显的锯齿状。

4. 疲劳的相关研究

（1）疲劳与精神压力：安德鲁等对压力的生物标志物进行了完善的综述。他采用特里尔社会压力测试（Trier Social Stress Test，TSST）对其进行研究，揭示了压力应激后，多系统的反应规律。在HPA方面，唾液、血浆、血清中皮质醇水平都升高，在唾液中的峰值出现在压力应激后10分钟，一般持续14～20分钟，但强刺激可持续到睡眠之后仍然升高。血管升压素的升高对皮质醇反应起加强作用。而DHEA的反应规律与皮质醇是一致的。在免疫系统方面，TSST后，淋巴细胞、单核细胞计数都升高，Th细胞、NK细胞计数也升高，但B细胞计数不升高，C反应蛋白和SIgA也未见升高。在细胞因子方面，TSST后，促炎因子IL-6在唾液中升高50%，且可持续20分钟。而Izawa等综合研究了免疫系统、交感神经系统、HPA对TSST的反应发现，IL-6和心率都升高，但皮质醇水平是降低的。作为交感神经系统的标志物分泌型α-淀粉酶在刺激后也即刻升高到峰值。压力可在影响内分泌的同时影响行为，弗朗西斯等发现儿童在TSST后不但皮质醇水平升高，而且会在不饿的时候增加热量的摄入。

（2）疲劳与军事作业：军事训练、作业及作战，尤其是在高温、严寒、高湿等极端作业环境下，士兵更容易疲劳，但因涉及军事的研究，相关资料报道较少。陈卡等报道了在高温环境下，80名士兵以不同作业强度训练后测试唾液指标发现，各组淀粉酶、尿常规比重、CGA在作业后均显著升高，但仅尿常规比重与作业强度呈正相关变化。

（3）疲劳与睡眠：克鲁格等曾报道发现一种睡眠促进因子，最初是从被睡眠剥夺的实验动物的脑和脑脊液中发现的一种低分子量物质。将其注入大鼠或兔的脑室后，可增加其慢波睡眠5～10个小时，在未被睡眠剥夺的动物脑脊液中则检测不到。后在被睡眠剥夺的山羊和猫的脑与脑脊液中及人的尿液中也同样发现此物质。后此物质被提纯浓缩了100万倍，并测得每只兔的有效剂量是少于150pmol或脑中浓度达到30pmol/g。其天然形成经FAB-MS法鉴定为一分子量为921D的小分子胞壁酰肽，其全名为：N-acetylglucosaminyl-N-acetylanhydrodmuramylalanylglutamyldiaminopi-melylalanine，另有2种相似的成分，一种为其水合物形式（分子量为939D），另一种为其乙酰化衍生物（分子量为850D）。但其最简单的有效形式为胞壁酰二肽和其赖氨酰衍生物，二者均可模拟自然产物的生物效应，但均有致热原效应，不过可通过预服对乙酰氨基酚来消除，且不影响其促进睡眠的效应。加西亚等将人尿中提取的睡眠促进因子注入兔的脑内，并通过EEG记录脑活动及身体动作反应，来寻找其作用位点，并最终定位了8个位点，位于前脑基部视交叉和中脑间脑结合部区域。在此基础上证实，直接注入作用位点比注入侧脑室作用更迅速。博里内特等通过检测到失眠时生物标志物唾液皮质醇水平升高，提出失眠是HPA过度觉醒的学说。达雷等研究了16名睡眠剥夺志愿者与14名对照者的唾液生物标志物发现，此方法可取代以主诉和EEG为主判断的睡眠失常。

二、国内疲劳研究现状

1. **疲劳检测方法研究** 我国的疲劳检测研究方面起步较晚。目前国内主要的疲劳检测方法研究如图2-2所示。

（1）眼闭合时间和PERCLOS值检测：中国农业大学车辆与交通工程学院机动车驾驶员疲劳测评方法的研究，使用电荷耦合器件摄像头来采集图像数据，数据采集到计算机后，先利用高斯肤色模型进行驾驶员人脸定位，然后根据人脸图像的灰度分布检测出眼睛在图像中的具体位置，最后利用模板

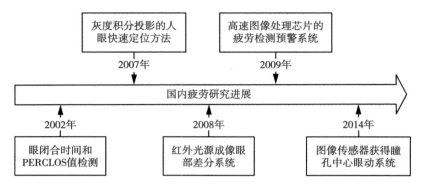

图2-2　国内疲劳检测方法研究

匹配技术判断出人眼的开闭状态，并计算出眼睛的闭合时间和PERCLOS值，当眼睛持续闭合时间大于3秒，PERCLOS值大于40%时，就认为驾驶员处于疲劳驾驶状态，发出警告。

（2）灰度积分投影的人眼快速定位方法：浙江大学正在研究的驾驶防瞌睡装置，是基于灰度积分投影的人眼快速定位方法，通过实时监测一段时间内驾驶员眼睛的活动，如眼睛的闭合时间、闭合频率等参数，来判断当前驾驶员的注意力程度，从而识别驾驶员是否疲劳。

（3）江苏大学在PERCLOS算法的基础上，设计出一套系统，该系统使用波长为850/950nm的红外图像仪及差分图像仪作为图像采集器，由于利用红外光源成像，排除了环境光源的干扰，提高了装置的适用性，满足各种驾驶情况下对驾驶员状态的监测要求，同时可以得到关于关键部位（眼部）的差分图像，提高了系统的实时处理能力，有一定的实用价值。吉林大学王荣本等利用眼睛开合状态来检测疲劳，出发点与美国Papanikolopoulos的方法基本一致。

（4）高速图像处理芯片的疲劳检测预警系统：龚冠祥等采用TI公司高速图像处理芯片TMS320DM642的疲劳检测预警系统，用以判定疲劳程度，先通过电荷耦合器件摄像头拍下驾驶员的面部图像序列，然后检测出面部，再利用PERCLOS值判定疲劳状态。

（5）图像传感器获得瞳孔中心眼动系统：北京航空航天大学的眼动测量系统，利用光学系统中的图像传感器获得眼睛运动的瞬时模拟图像，然后交由图像处理系统，经滤波、放大以及A/D转换产生含有瞳孔位置信息的数字信号。数字检测系统负责瞳孔中心坐标检测及数据转换，并以异步串行通信方式和计算机进行通信，将瞳孔中心坐标数据传输给计算机完成标定等工作。计算机对背景视场摄像机传输来的图像和标定后的瞳孔中心坐标进行叠加及数据处理，再根据处理结果来判断人的眼动状态，最终判断当前操作人员的注意力程度。

2. 疲劳实验指标研究　目前国内外疲劳实验研究现状如图2-3所示。

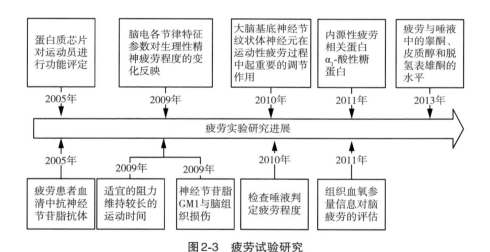

图2-3　疲劳试验研究

（1）蛋白质芯片对运动员进行功能评定：蔡煜东等运用蛋白质芯片对运动员进行功能评定，将采集的运动员血浆样品进行标记后与蛋白质芯片反应，利用蛋白质芯片筛选运动性疲劳的标志物（主要是代谢酶类或多肽），即可以在同一时间内对疲劳标志物进行高通量的并行检测，然后采用芯片扫描仪对反应结果进行扫描，利用计算机软件对扫描图像进行统计分析来判断运动员疲劳或恢复的程度。

（2）疲劳患者血清中抗神经节苷脂抗体：Klein等证实疲劳患者血清中抗神经节苷脂抗体增高占24%，不同检测方法得到的阳性率也不同，神经节苷脂等指标在唾液中的分布规律可能是唾液中与疲劳相关的多种变化之一。此结果强烈支持存在通过系统分析唾液以获得有用的疲劳识别信息的可能性，本课题组对不同个体有限疲劳状态下唾液成分的系统分析发现，唾液肽谱随着疲劳的出现表现出明显的变化并呈现一定的规律性。

（3）脑电各节律特征参数对生理性精神疲劳程度的变化的反映：张崇等用多参数脑电功率谱仪分析两种生理性精神疲劳状态的两导联脑电信号，提取了脑电各节律的相对功率、重心频率等特征参数，能够反映生理性精神疲劳程度的变化，有望成为衡量生理性精神疲劳程度的指标。

（4）适宜的阻力维持较长的运动时间：蒋炳宪等探寻恒功率不同阻力下运动性疲劳的发生和恢复规律，选取15名健康男生，用功率自行车进行5次300W恒功率运动，测试心率、血压、血红蛋白（hemoglobin，Hb）、血尿素氮（blood urea nitrogen，BUN）和血液肌酸激酶（CK）。结果表明，在预定功率的恒功率运动中，适宜的阻力才可以维持较长的运动时间，阻力过低或过大都不利于运动时间，工作肌收缩频率增加易导致心率加快、血红蛋白损伤、血压升高、BUN和CK恢复减慢。

（5）神经节苷脂GM1与脑组织损伤：神经节苷脂是一类含有唾液酸的膜糖脂的总称，至今研究最多的是GM1。GM1可通过多种机制对抗各种原因所致的脑组织损伤。GM1易于通过血脑屏障，唾液中GM1成分和血液中相同，只是浓度较低。GM1在调节膜介导的细胞功能、细胞分化和发育、神经元修复和再生等方面起着重要作用。

（6）大脑基底神经节纹状体神经元在运动性疲劳中起重要的调节作用：侯利娟等报告采用磁共振波谱（magnetic resonance spectroscopy，MRS），利用核化学位移和自旋耦合作用，从分子代谢水平，检测6名男性大学生在一次性递增负荷功率自行车运动前后脑内纹状体区域氮-乙酰天冬氨酸、胆碱复合物、肌醇、α-氨基酸、乳酸和肌酸含量变化并对其进行比较分析，证实大脑基底神经节纹状体神经元在运动性疲劳中起重要的调节作用，同时观察到不同运动状态下神经细胞乳酸水平显著升高，且胶质细胞对乳酸具有重要调节作用。

（7）检查唾液判定疲劳程度：日本富山大学和企业合作开发通过检查唾液判定疲劳程度，比脑电图简便。据《日本经济新闻》报道，人在感到疲劳时，血液中的特殊激素糖皮质激素的数量就会增加，因此唾液里会分泌出α-淀粉酶，这种被称为"心仪"的仪器装有一个芯片，将人的唾液放在芯片上，再将芯片粘贴到仪器上来检测疲劳程度。目前，有关企业正在做进一步的实验。但其价格昂贵，推广普及的局限性大。

（8）内源性疲劳相关蛋白——$α_1$-酸性糖蛋白：雷虹等运用蛋白质组学的方法在疲劳大鼠模型血清中筛选到一个内源性疲劳相关蛋白——$α_1$-酸性糖蛋白又称血清类黏蛋白（orosomucoid 1，ORM1），通过在体外合成该蛋白的纯品以及siRNA序列进行整体实验，发现该蛋白具有抗疲劳活性。另外，还发现雌性大鼠比雄性大鼠更易疲劳，可能与雌激素抑制ORM1的产生有关。

（9）组织血氧参量信息对脑疲劳的评估：张亮亮等利用近红外光谱（nearinfrared spectroscopy，NIRS）对组织的良好穿透能力，人体组织对光的吸收主要通过血液中的Hb和氧合血红蛋白（oxyhemoglobin，HbO_2）两种吸收体，光在组织中经一系列吸收后出射光携带特定的组织生化信息，再经过一系列计算，就可得到HbO_2、还原血红蛋白百分比的变化等组织血氧参量信息，对脑疲劳进行评估。

纵观以上研究进展，国内、外开始对唾液成分分析用于疲劳测定的前景给予了高度关注，但以往研究主要集中在对分子量低于1000D的小分子物质的分析，此类小分子激素类或代谢产物类物质的变化虽可能与疲劳有一定关联性，但易受到饮食和其他健康状况的影响；同时这些小分子标志物往往不具有良好的抗原性，不易将精密仪器分析发现的生物标志物改用免疫学或生物传感器等简便方法测定。本课题组所探索的分子量2000 ～ 15 000D范围的疲劳相关生物标志物，则同时具备了待测物成分稳定、体内干扰因素少和检测体系易于转换和普及的特点，所涉及的疲劳相关生物标志物的探索更具有理论意义和应用前景。

第三章

疲劳标志物检测实验设计与实施

一、疲劳标志物检测实验设计

疲劳标志物检测实验设计的流程如图3-1所示，旨在完成四方面的实验任务。一是建立疲劳人群队列，获得不同疲劳状态下的人群唾液系列样品；采用基质辅助激光解析飞行时间质谱仪（MALDI-TOF MS）捕捉唾液样本中分子量2000～15 000D范围内的多肽及小蛋白，并采用相关软件分析发现疲劳相关的标志肽。二是采用液质联用技术解析肽谱，完成不同疲劳程度的相关特征峰序列解析及蛋白鉴定。三是尝试建立疲劳及其相关生物标志物评价模型并进行综合评价。四是通过数据和模型对疲劳及其相关生物标志物诊断效能进行综合分析。

二、疲劳标志物检测实验步骤

疲劳标志物检测实验步骤包括了六个方面内容，主要是疲劳人群队列的建立、质谱分析、蛋白组学的鉴定、疲劳相关蛋白标志物的检测、疲劳－唾液标志物检测模型的建立和疲劳标志物检测实验的实证研究。

1. 疲劳人群队列的建立　实验初期首先建立了急诊科医生疲劳人群队列和社区疲劳人群队列。对不同疲劳状态下的人采集系列唾液样品。第一组人群队列集中采集志愿者常规睡眠清醒后0、4小时、8小时、12小时、16小时、20小时、24小时、28小时、32小时和36小时的唾液标本，取舌下唾液2ml（0.5ml/份分装后）低温保存，并记录实验时采样与进食的间隔及食谱特

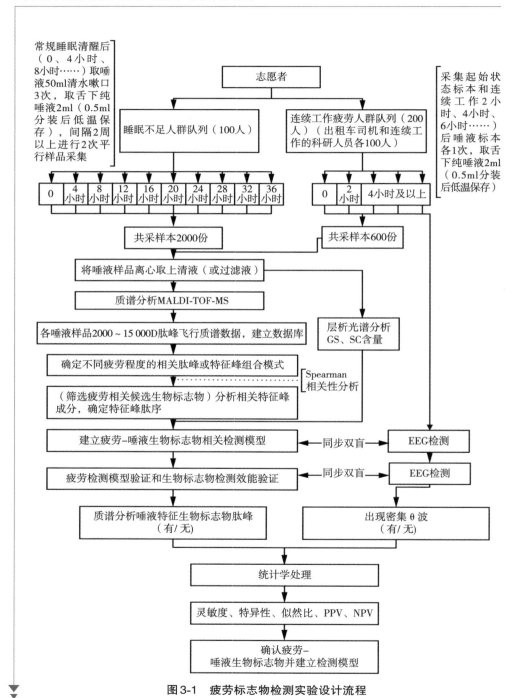

图3-1　疲劳标志物检测实验设计流程

征；间隔2周以上，进行2次平行样品采集，共采集标本2000份。第二组人群队列选择出租车驾驶员和连续工作的科研人员各100例，采集工作起始状态标本和连续工作2小时及连续工作4小时（或以上）唾液标本各1次；取舌下唾液2ml（0.5ml/份分装后）低温保存，共采集标本600份。

实验组最终成功采集急诊科医生常规睡眠清醒后和持续工作18～24小时后的唾液和EEG（θ波信息等）监测信息，同时建立以EEG出现Δ波和θ波为疲劳出现的标准。实验组完善了疲劳自我描述问卷的设计，用疲劳自我描述问卷测定受试者疲劳时自感特征及心理指标。

2. 质谱分析　实验采用基质辅助激光解析飞行时间质谱仪（MALDI-TOF MS）捕捉及检测全部唾液样本中分子量2000～15 000D的多肽及小蛋白，分析疲劳相关的标志肽。

3. 蛋白组学的鉴定　利用Q Exactive Plus质谱对疲劳前后唾液样品中的蛋白进行蛋白定量标记、通过PD软件对得到的原始数据进行分析，结合SEQUEST搜索蛋白数据库。碰撞诱导解离（collision-induced dissociation，CID）谱图用于蛋白定性，高能碰撞解离（higher energy collisional dissociation，HCD）谱图用于报告离子定量，所有数据都与GIS进行比较，进而比较不同组的数据，包括蛋白定性和定量的强度比值，完成蛋白组学鉴定。

4. 疲劳相关蛋白标志物的检测　通过对人体在有限疲劳状态下唾液中疲劳相关的蛋白组学分析，找到疲劳状态下稳定、特异的生物标志物和生物标志物组合（以EEG Δ波和θ波为疲劳判断的"金标准"），实验组通过进行疲劳组与非疲劳组唾液蛋白分析比较得出所有蛋白含量比值，与是否疲劳进行Spearman相关性分析得到与疲劳相关的蛋白，接着再进行唾液蛋白组学中各蛋白成分的相关性分析，得出彼此相关性强的蛋白，同时根据单因素分析及Spearman相关性分析，将有临床意义的所有蛋白引入为Fisher判别分析的变量。最终依照建立的判别函数方程，找到对疲劳判别具有显著性影响的指标，即从疲劳队列唾液样本中鉴定出的767个蛋白中找到29种疲劳相关蛋白标志物，从而证实了人唾液中存在可以检测到的疲劳因子。

5. 疲劳－唾液标志物检测模型的建立　疲劳检测实验成功证实了人唾液中存在可以检测到的疲劳因子，同时逐步建立疲劳及其相关生物标志物评价模型并进行诊断效能综合评价；并对29种疲劳因子进行单独诊断性试验，建立蛋白组学疲劳诊断的Bayes判别方程。

6. 疲劳标志物检测实验的实证研究　疲劳检测实验的实证研究，一方面主要是利用预留唾液进行了疲劳人群唾液中皮质醇和嗜铬粒蛋白A对疲劳的ELISA诊断价值验证；另一方面应用探讨了脑卒中后疲劳发生的机制及其干预，以及在发现疲劳标志物的基础上的抗疲劳研究，尝试探索了连翘根提取物对疲劳人群队列的血液及唾液疲劳因子的影响。

第四章

疲劳标志物检测实验结果

一、疲劳标志物检测研究结果

在预实验探索出分子量在2000～15 000D的疲劳相关生物标志物基础上，选择无创、便捷采集的唾液为检测标本，成功采集急诊科医生疲劳队列连续工作18个小时前后的唾液样本，以EEG出现Δ波和θ波为"金标准"，分别利用飞行时间质谱和Q Exactive Plus高通量样品分析技术对唾液样品蛋白肽谱进行鉴定，完成了急诊科医生疲劳队列的唾液蛋白组学标志物检测，证实了唾液中存在可以检测到的疲劳标志物。本次研究从急诊科医生疲劳队列唾液样本中鉴定出767个蛋白，找到29个疲劳相关蛋白标志物，对这29种蛋白进行单独诊断性试验，依据每个蛋白对诊断的相关性分配相应权重，成功建立蛋白组学疲劳诊断Bayes判别方程，诊断效能在非疲劳组为97.1%，疲劳组为91.7%，诊断正确率总体为95.7%。同时还发现，与疲劳密切相关的蛋白中，免疫调节相关的蛋白占30%、炎症因子与炎症反应相关的蛋白占6.67%、代谢相关蛋白占13.33%、肿瘤相关蛋白占16.67%。免疫蛋白、炎症因子、代谢及肿瘤相关蛋白的发现，补充了疲劳与免疫、炎症、代谢等相关的疲劳发生机制，支持和完善了疲劳产生机制中如下丘脑－垂体－肾上腺皮质轴失调、神经－内分泌－免疫网络功能紊乱、外周肌肉力量损耗及由中枢神经系统（central nervous system，CNS）信号通路介导的感知假说。这些发现都为疲劳程度的客观监测提供了潜在靶点，拓展了与疲劳相关的多种疾病，如银屑病、癌症、心肌梗死、脑卒中的认识思路，对顽固疾病的复发、预防及治疗提供了新的方向，在包括军事的领域都具有重要的社会意义和应用前景。

1. 蛋白肽谱的鉴定结果　利用 Q Exactive Plus 高通量样品分析技术对唾液样品中的蛋白肽谱进行鉴定，首次从疲劳队列唾液样本中鉴定出 767 个蛋白，如下所列（蛋白名称详见附录 1）。

P41218，P41439，P42167，P42785，P43115，P43251，P43490，P43652，P45877，P46109，P46939，P46940，P46976，P47755，P47756，P47845，P48594，P48595，P49189，P49411，P49643，P49746，P49788，P49908，P49913，P50395，P50552，P50748，P51858，P51993，P52179，P52209，P52345，P52347，P52516，P52566，P52789，P52907，P53350，P53634，P54108，P54635，P54652，P54802，P54819，P55058，P55145，P58499，P59594，P59665，P60174，P60660，P60709，P61129，P61158，P61160，P61247，P61586，P61604，P61626，P61769，P61916，P61956，P61978，P62158，P62328，P62805，P62826，P62873，P62937，P62993，P63267，P67936，P68032，P68036，P68104，P68366，P68871，P68983，P69905，P78386，P78417，P80188，P80303，P80511，P80723，P80748，P81605，P82279，P84085，P89438，P91406，P98177，P99999，Q01130，Q01459，Q01469，Q01518，Q01546，Q02413，Q02487，Q02818，Q04118，Q04695，Q05315……

所有蛋白分类及蛋白的 Panther 基因通路分析见图 4-1 ～图 4-6。

2. 疲劳人群队列工作前后的差异蛋白结果　所有急诊科医生自身工作大于 18 小时，前后的各蛋白含量比较，结果显示，工作前后 O14773、O95477、P01705、P07476、P12830、P19957、P31944、P32320、P61978、Q15942、Q8IUE6、Q8N474 的含量差异有统计学意义。

疲劳组工作前后所有蛋白含量比较（以 EEG 出现 Δ 波和 θ 波为疲劳组），研究结果显示，工作前后 P01040、P13646、Q8N474、P19013、P20810、

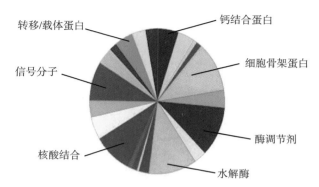

图 4-1　蛋白分类分析

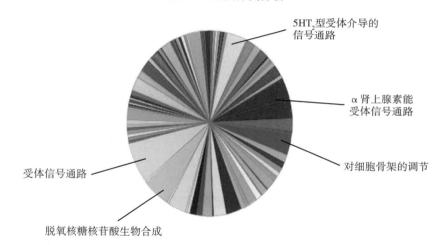

图 4-2　蛋白通路分析图一

P40189、Q02818、Q07654、Q7Z5P9 的含量，差异有统计学意义。

　　疲劳组（出现疲劳波）与非疲劳组（未出现疲劳波）的蛋白含量应用秩和检验，结果显示，两组间 P01605、P62993、Q10588、P31025、P40926、P11142、P01620、Q8NBJ4、P01040、Q7Z5P9、P04792、P01860、Q9UIV8、P50395、P04083、P43652、P30101、P18135、O60235、P22392、P17213、P22314、P40121、Q969H8、P04746、Q99536、P07195、P40925、P30044、Q9BRA2、O43490、P68104、P14174、P61586、P02753、P00491、Q6P3W7、P04066、P21926、P12110、P27169、A6NIZ1、A6NMB1 含量，差异有统计学意义（图 4-7 ～图 4-9，$P < 0.05$）。

生物过程

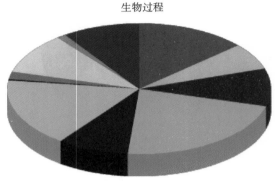

■ 发展过程　　　■ 纤维组分组成　　　■ 代谢过程
■ 凋亡　　　　　■ 色素沉着　　　　　■ 刺激应答
■ 定位　　　　　■ 纤维素过程　　　　■ 多细胞有机过程
■ 建立定位　　　■ 生物调节

图4-3　蛋白通路分析图二

分子功能

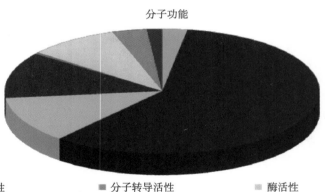

■ 抗氧化活性　　　■ 分子转导活性　　　■ 酶活性
■ 转录调节活性　　■ 结构分子活性　　　■ 催化活性
■ 结合　　　　　　■ 转运活性

图4-4　蛋白通路分析图三

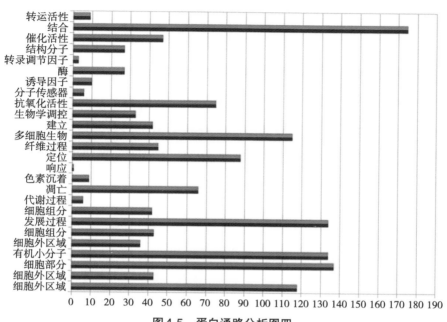

图4-5　蛋白通路分析图四

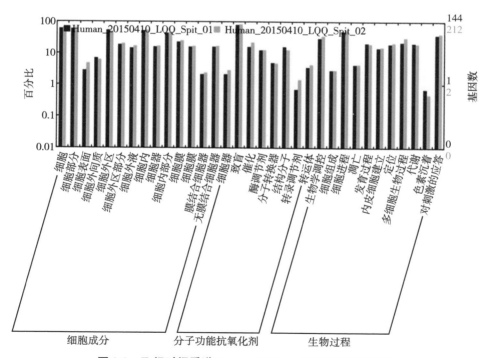

图4-6　飞行时间质谱Human LQQ spit 01/02差异比较

767种蛋白含量比值与"金标准"(EEG诊断疲劳结果)进行Speaman相关性分析,研究结果发现,与疲劳相关的蛋白如下:P19013、Q07654、P01605、P62993、Q10588、P40926、Q8NBJ4、P01860、Q9UIV8、P30101、P18135、O60235、P22392、P17213、P22314、P40121、Q969H8、P04746、Q99536、P40925、P30044、Q9BRA2、O43490、P68104、P14174、P61586、P02753、P00491、Q6P3W7、P06310、P21926、P27169、A6NIZ1、A6NMB1,差异有统计学意义(图4-10 ~图4-15,$P < 0.05$)。

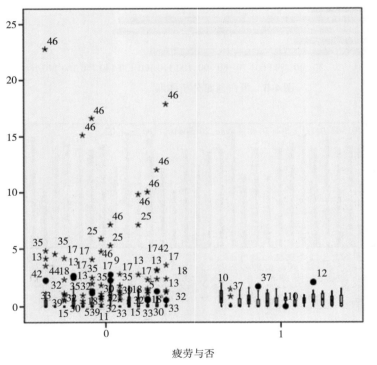

图4-7　疲劳与非疲劳两组检测蛋白比较结果图一

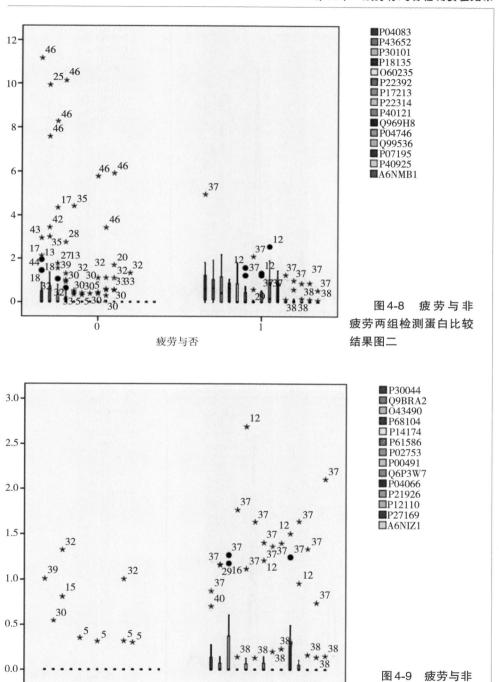

图4-8　疲劳与非疲劳两组检测蛋白比较结果图二

图4-9　疲劳与非疲劳两组检测蛋白比较结果图三

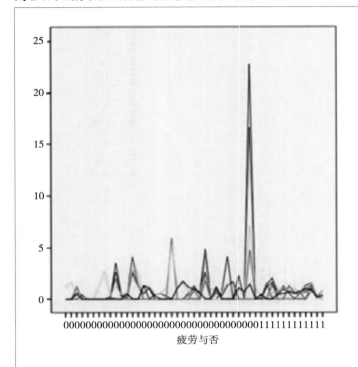

图4-10 检测蛋白与是否疲劳的Spearman相关性分析结果图一

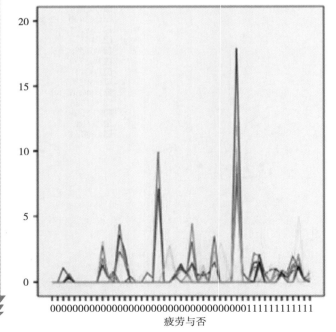

图4-11 检测蛋白与是否疲劳的Spearman相关性分析结果图二

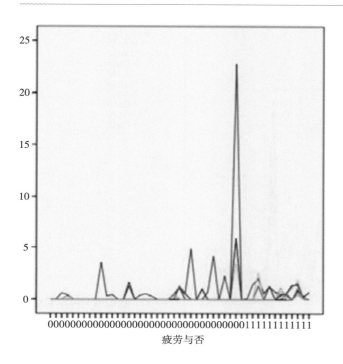

图4-12　检测蛋白与是否疲劳的Spearman相关性分析结果图三

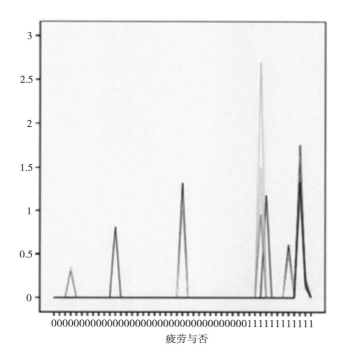

图4-13　检测蛋白与是否疲劳的Spearman相关性分析结果图四

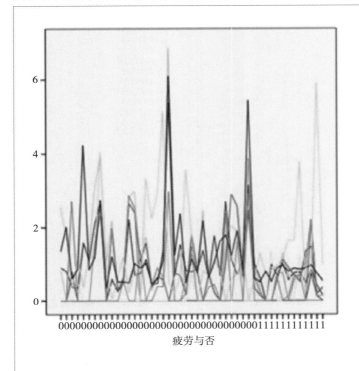

图 4-14　检测蛋白与是否疲劳的 Spearman 相关性分析结果图五

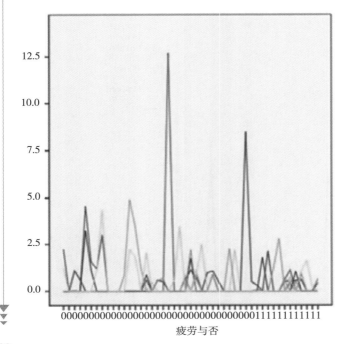

图 4-15　检测蛋白与是否疲劳的 Spearman 相关性分析结果图六

3. 疲劳相关蛋白标志物——"疲劳因子"的发现　蛋白组学中各个蛋白的相关性分析，发现：O60235、P22392、P17213、P22314、P40121、Q969H8、P04746、Q99536、P07195、P40925、6NMB1、P30044、Q9BR2、O43490、P68104、P14174、P61586、P02753、P00491、Q6P3W7、P04066、P21926、P12110、P27169、A6NIZ1彼此相关性强，差异有统计学意义（图4-16，$P < 0.05$）。

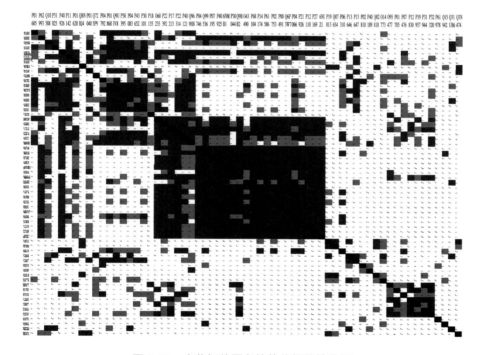

图4-16　疲劳相关蛋白的彼此相关性分析

注：黑色代表蛋白自身与自身相关（$r = 1$），深蓝色代表蛋白之间高度相关（$P < 0.001$），浅蓝色代表蛋白之间低度相关（$P < 0.05$），白色代表蛋白之间不相关（$P > 0.05$）。

经过相关性分析，找到的29种（30个）疲劳相关蛋白标志物——"疲劳因子"：免疫球蛋白κV-Ⅰ、生长因子受体结合蛋白2（P62993）、ADP-核糖基化酶Q10588、载脂蛋白-1 P31025、线粒体苹果酸脱氢酶（P40926）、热休克同源71kD蛋白（P11142）、免疫球蛋白κV-Ⅲ（P01620）、高尔基体膜蛋白1（Q8NBJ4）、半胱氨酸蛋白酶抑制剂（P01040）、黏蛋白（Q7Z5P9）、热休克蛋白β1（P04792）、免疫球蛋白G3（P01860）、丝氨酸蛋白酶抑制蛋白（Q9UIV8）、Rho GDP解离抑制因子β（P50395）、膜联蛋白A1（P04083）、清蛋白（P43652）、蛋白质二硫键异构酶（P30101）、免疫球蛋白κV-Ⅲ（P18135）、跨膜丝氨酸蛋白酶（O60235）、核苷二磷酸激酶（P22392）、杀菌通透性增加蛋白（P17213）、泛素样修饰激活酶（P22314）、巨噬细胞加帽蛋白（P40121）、髓源生长因子（Q969H8）、胰腺α-淀粉酶（P04746）、L-乳酸脱氢酶B链（P07195）、过氧化物酶-5（P30044）、Prominin-1（O43490）、角蛋白（P19013）、唾液酸性富含脯氨酸蛋白（P02810）。绘制差异有统计学意义的蛋白的受试者操作特征曲线（receiver operating characteristic curve，ROC曲线），结果如图4-17。

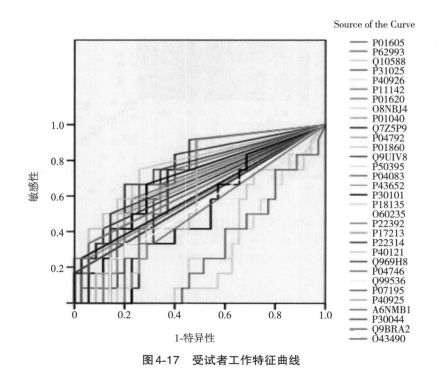

图4-17　受试者工作特征曲线

二、疲劳诊断模型的建立

依据每个指标对诊断的相关性而分配相应的权重，应用以上蛋白组成功建立了蛋白组疲劳诊断Bayes判别方程，诊断效能在非疲劳组为97.1%，在疲劳组为91.7%，诊断正确率总体为95.7%，蛋白组疲劳诊断Bayes判别方程较单项指标能显著提高阳性检出率，对疲劳诊断具有重要的临床应用价值。

单因素及相关性分析差异有统计学意义的蛋白作为判别变量进行Fisher判别分析，建立判别方程，并将各观测量的自变量回带入判别方程，根据判别方程对各观测量所属类别进行判别，对比原始数据的分类并按判别方程所判的分类得出正确率。

根据单因素分析及Spearman相关性分析差异有统计学意义的所有蛋白作为判别变量进行Fisher判别分析。

进入判别方程的临床指标：P01605、P62993、Q10588、P31025、P40926、P11142、P01620、Q8NBJ4、P01040、Q7Z5P9、P04792、P01860、Q9UIV8、P50395、P04083、P43652、P30101、P18135、O60235、P22392、P17213、P22314、P40121、Q969H8、P04746、P07195、P30044、O43490、P19013、P02810。

非疲劳标准化函数系数分别为 −0.972、2.313、−21.550、−4.315、−20.009、8.721、−23.350、1.971、20.165、4.629、9.640、22.552、−8.255、−1.195、3.444、5.674、−4.240、0.001、−15.930、1.026、34.242、7.223、−0.746、−1.435、62.069、−143.047、25.851、1.212、2.124、2.191、−6.180。表明这些指标对疲劳与否的判别具有显著性的影响。

疲劳标准化函数系数分别为 −3.833、18.428、−27.316、−9.979、−16.015、5.804、−21.123、−0.363、25.313、1.479、13.059、39.326、3.158、−14.713、8.239、2.730、−3.769、3.022、−31.311、21.347、33.216、−26.402、12.967、6.548、18.672、−121.731、32.379、4.061、2.567、3.634、−14.741。

使用SPSS13.0逐步判别分析结果建立Bayes判别方程，具体方程如下。

Y 非疲劳

$=-0.972P01605+2.313P62993+（-21.550Q10588）+（-4.315P31025）+$（$-20.009P40926$）$+8.721P11142+（-23.350P01620）+1.971Q8NBJ4$$+20.165P01040+4.629Q7Z5P9+9.640P04792+22.552P01860+$（$-8.255Q9UIV8$）$+（-1.195P50395）+3.444P04083+5.674P43652+$（$-4.240P30101$）$+0.001P18135+（-15.930O60235）+1.026P22392+$$34.242P17213+7.223P22314+（-0.746P40121）+（-1.435Q969H8）$$+62.069P04746+（-143.047P07195）+25.851P30044+1.212O43490+$$2.124P19013+2.191P02810+（-6.180）（常量）$

Y 疲劳

$=-3.833P01605+18.428P62993+（-27.316Q10588）+（-9.979P31025）+$（$-16.015P40926$）$+5.804P11142+（-21.123P01620）+（-0.363Q8NBJ4）+$$25.313P01040+1.479Q7Z5P9+13.059P04792+39.326P01860+3.158Q9UIV8+$（$-14.713P50395$）$+8.239P04083+2.730P43652+（-3.769P30101）+$$3.022P18135+（-31.311O60235）+21.347P22392+33.216P17213+$（$-26.402P22314$）$+12.967P40121+6.548Q969H8+18.672P04746+$（$-121.731P07195$）$+32.379P30044+4.061O43490+2.567P19013+$$3.634P02810+（-14.741）（常量）$

具体蛋白的判别分析分类函数系数详见表4-1。

表4-1 判别分析分类函数系数

序号	蛋白	非疲劳	疲劳	具体名称
1	P01605	-0.972	-3.833	免疫球蛋白κV-I
2	P62993	2.313	18.428	生长因子受体结合蛋白2
3	Q10588	-21.550	-27.316	ADP-核糖基化酶

序号	蛋白	非疲劳	疲劳	具体名称
4	P31025	−4.315	−9.979	载脂蛋白-1
5	P40926	−20.009	−16.015	线粒体苹果酸脱氢酶
6	P11142	8.721	5.804	热休克同源71kD蛋白
7	P01620	−23.350	−21.123	免疫球蛋白κV-Ⅲ
8	Q8NBJ4	1.971	−0.363	高尔基体膜蛋白1
9	P01040	20.165	25.313	半胱氨酸蛋白酶抑制剂
10	Q7Z5P9	4.629	1.479	黏蛋白
11	P04792	9.640	13.059	热休克蛋白β1
12	P01860	22.552	39.326	免疫球蛋白G3
13	Q9UIV8	−8.255	3.158	丝氨酸蛋白酶抑制蛋白
14	P50395	−1.195	−14.713	Rho GDP解离抑制因子β
15	P04083	3.444	8.239	膜联蛋白A1
16	P43652	5.674	2.730	清蛋白
17	P30101	−4.240	−3.769	蛋白质二硫键异构酶
18	P18135	0.001	3.022	免疫球蛋白κV-Ⅲ
19	O60235	−15.930	−31.311	跨膜丝氨酸蛋白酶
20	P22392	1.026	21.347	核苷二磷酸激酶
21	P17213	34.242	33.216	杀菌通透性增加蛋白
22	P22314	7.223	−26.402	泛素样修饰激活酶
23	P40121	−0.746	12.967	巨噬细胞加帽蛋白
24	Q969H8	−1.435	6.548	髓源生长因子
25	P04746	62.069	18.672	胰腺α-淀粉酶
26	P07195	−143.047	−121.731	L-乳酸脱氢酶B链
27	P30044	25.851	32.379	过氧化物酶-5
28	O43490	1.212	4.061	Prominin-1
29	P19013	2.124	2.567	角蛋白
30	P02810	2.191	3.634	唾液酸性富含脯氨酸蛋白
（常量）		−6.180	−14.741	

　　Bayes判别方程以后验概率大小来判别分类结果，即将急诊科医生相应的变量指标代入方程，大值的即为该医生的疲劳与否判别方程。判别方程的诊断正确率在不疲劳组为97.1%，在疲劳组为91.7%，总正确率为95.7%（表4-2）。

表4-2　判别分析结果

疲劳与否		预测群成员数		总计
		0	1	
函数	0	34	1	35
	1	1	11	12
百分比	0	97.1	2.9	100.0
	1	8.3	91.7	100.0

注：判别方程的诊断总正确率为95.7%。

第五章

疲劳检测方法

疲劳检测方法包括6种疲劳检测实验方法和2种改进检测装置，具体如下。

一、利用唾液中特定蛋白含量检测人体疲劳的方法

利用唾液检测人体疲劳的方法，是通过检测唾液中特定蛋白的含量来确定疲劳状况，主要包括提取收集唾液、向收集的唾液中加入吸附剂和蛋白酶抑制剂、检测唾液中特定蛋白的含量等步骤。

利用唾液中特定蛋白质含量检测人体疲劳的方法可以利用非侵入性的方式大量获得基本可溶的肽段和蛋白质。唾液收集时要先用生理盐水漱口3次，再用清水漱口3次，然后才可收集唾液，这样可以大幅度减少唾液中其他杂质对检测结果的干扰。此收集方法优于刷牙等其他收集方式。收集唾液后利用质谱或其他物理化学方法对唾液样品中的蛋白进行鉴定，测定特定蛋白的含量，作为人体疲劳状况的判定依据。而高通量的液相-质谱联用方法测得的结果更加精确。检测过程中体液收集量小，方便获取、保存和储藏。在$-80 \sim -70℃$下储藏不会使唾液中的蛋白质含量发生变化。

该检测方法在提取唾液后加入了吸附剂，提高了唾液中蛋白质的浓度，减少样品体积，便于进一步纯化；加入蛋白酶抑制剂破坏细胞提取蛋白质的同时可释放蛋白酶，蛋白酶需要迅速被抑制以防止蛋白水解。

该检测方法将唾液特定蛋白作为疲劳标志物，可以做到非侵入性的方式

获取，经过胰酶酶解后的肽段和蛋白质基本可溶并且可以利用串联质谱标签（tandem mass tags，TMT）试剂对蛋白进行标记，易保存，具有广泛的应用前景。

1. 技术方案　本检测方法需要解决的技术问题是如何提供一种非侵入性的用生物分子进行蛋白质检测的方法。

为解决上述技术问题，该方法所采用的技术方案是：首先提取、收集疑似疲劳人体的唾液（方案改进步骤 1）；向收集的唾液中加入吸附剂和蛋白酶抑制剂（方案改进步骤 2）；最后检测唾液中特定蛋白的含量（方案改进步骤 3）。

方案改进步骤 1 中提取唾液的具体方法：先用生理盐水漱口不少于 2 次，再用清水漱口不少于 2 次，然后收集唾液。每次漱口所用生理盐水或清水的体积为 20 ～ 30ml，每次的漱口时间为 20 ～ 30 秒，漱口所用生理盐水或清水的温度为 20 ～ 35℃。同时唾液收集量不小于 0.1ml。唾液收集后需要储存在 −80 ～ −70℃下。

方案改进步骤 2 中吸附剂为聚乙二醇［poly（ethylene glycol），PEG］、聚乙烯吡咯烷酮、蔗糖或凝胶的一种，蛋白酶抑制剂为亮肽素、抗痛素、糜蛋白酶抑素、抑弹性蛋白酶醛、抑胃蛋白酶素、磷酰胺素的混合物。

方案改进步骤 3 中，将唾液进行离心处理得到上清液Ⅰ，向上清液Ⅰ中滴入蛋白质提取剂后冷冻一段时间，得到冷冻液；将冷冻液进行离心处理，取出下层液并再次冷冻，得到蛋白干粉；将蛋白干粉溶于水化液中并离心处理，得到上清液Ⅱ并与 NH_4HCO_3 溶液混合，再次离心处理后向得到的上清液中加入胰酶并控温消化酶解，然后进行分子标记并测得特定蛋白的含量。特定蛋白为核连蛋白 -2、胰蛋白酶、木瓜蛋白酶、糜蛋白酶、弹性蛋白酶、胃蛋白酶或金属蛋白酶中的一种或者它们的组合。

利用唾液中特定蛋白质含量检测人体疲劳的方法可以将唾液作为人体健康状况的一面镜子，以唾液作为诊断用介质，可以在多种环境下进行并提供有价值的诊断信息，甚至可以用于HIV、HBV病毒以及各种药物如可卡因、乙醇的检测。唾液检测人体疲劳的方法刚刚起步，有关检测的灵敏度、特异度、可重复性以及与现有诊断标准的相关性还有待进一步完善。尽管如此，唾液仍是具有极大科研和临床潜力的生物体液。相信随着唾液检测研究工作的不断深入，其应用将会实现由疾病诊断到健康监控的转变。将唾液中的蛋白作为临床标志物进行检测，可以用来协助疾病的诊断。

利用唾液中的某些蛋白发生疾病特异的改变，使得这些唾液中的蛋白有成为疾病特异生物标志物的潜力。未来，通过检测人体中特定蛋白质的即时含量，建立疾病的快速识别方法，对有效预防和减少因疾病导致的生命和安全隐患，造福人民意义重大。

利用唾液中特定蛋白质含量检测人体疲劳的方法利用了人体的唾液等体液成分，在飞行时间质谱检测分子量2000～15 000D时可以获得良好的肽谱识别，并且多肽的检出与疲劳间呈现一定规律性；同时，唾液中蛋白质具有易得性和易检测性，便于对人体的疲劳状态进行测定。

2. 实施细则 利用唾液中特定蛋白质含量检测人体疲劳的方法包括以下步骤（图5-1）。以核连蛋白-2的检测说明具体实施步骤。

步骤1：提取收集疑似疲劳人体的唾液

首先，在收集唾液前一般用生理盐水漱口3次，再用清水漱口3次（每种不应少于2次）。每次漱口所用生理盐水或清水20～30ml，以口腔能够灵活运动为好，每次漱口时间25秒左右，漱口所用的生理盐水或清水温度20～35℃。然后将舌上翘或者做咀嚼运动，使唾液在下颌部积聚，通过下唇收缩，使得唾液顺着下唇形成的通道自然流入唾液收集管中。收集唾液0.1～3.0ml，唾液的收集量可以根据从收集到检测的时间间隔确定，只要能够满足每次检测需要即可。如果唾液收集后需要储存，储藏在−80～−70℃的冰箱中。

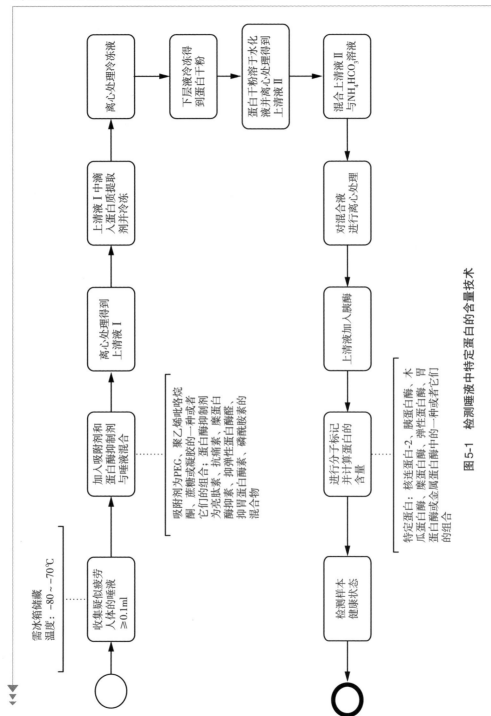

图5-1 检测唾液中特定蛋白的含量技术

步骤 2：向收集的唾液中加入吸附剂和蛋白酶抑制剂

将吸附剂、蛋白酶抑制剂各按照与唾液的体积比为1：（20～30）加入到唾液收集管中，吸附剂为PEG、聚乙烯吡咯烷酮、蔗糖或凝胶中的一种，蛋白酶抑制剂是亮肽素、抗痛素、糜蛋白酶抑素、抑弹性蛋白酶醛、抑胃蛋白酶素、磷酰胺素的混合物。

步骤 3：检测唾液中核连蛋白 -2 的含量

首先将唾液进行离心处理得到上清液Ⅰ，离心转速5000～7000rpm，离心时间10～15分钟。向上清液Ⅰ中滴入质量分数0.2%～0.4%的二硫苏糖醇（dithiothreitol，DTT）和质量分数15%～25%的三氯乙酰乙酸（trichloroacetic acid，TCA）-丙酮溶液后，将其放入−25～−18℃的冰箱中，冷冻10～12小时即可，得到冷冻液。

将冷冻液进行离心处理，离心转速12 000～14 000rpm，离心时间10～15分钟。离心完成，将下层液再次放入冰箱冷冻，得到蛋白干粉，冷冻温度−85～−75℃，冷冻时间1.0～1.5小时。

将蛋白干粉溶于水化液中并离心处理得上清液Ⅱ，离心转速5000～7000rpmm，离心时间10～15秒；将上清液Ⅱ与NH_4HCO_3溶液混合，并转移至3K的超滤管中进行离心处理，离心转速5000～7000rpm，离心时间2～4分钟，重复上述步骤两次；离心处理后向得到的上清液中加入胰酶，控制温度在36～40℃，消化酶解8～10小时。

最终利用体外标记法使用TMT试剂标记酶解后的溶液，并将标记后的溶液采用高通量的液相−质谱联用分析，可以得到样品液相−质谱图，并计算出核连蛋白-2的含量。用这种方法检测唾液中其他的蛋白，如胰蛋白酶、木瓜蛋白酶、糜蛋白酶、弹性蛋白酶、胃蛋白酶或金属蛋白酶的方法相同，在此不再赘述。

二、非侵入性的疲劳标志物检测方法

1. 技术方案　本检测方法需要解决的技术问题是提供一种非侵入性的人体疲劳检测方法，确定在人体呈现疲劳状态时具有良好稳定性和特异性的疲劳蛋白标志物，利用疲劳程度相关蛋白标志物评价模型准确、简单、快捷、无创、无痛地测定人体疲劳程度。

为解决上述技术问题，通过测定疲劳蛋白标志物确定是否疲劳及疲劳程度所采用的技术方案：所述疲劳蛋白标志物来自于唾液，疲劳蛋白标志物的分子量在2000～15 000D。唾液收集时要先用生理盐水漱口3次，再用清水漱口3次，然后收集唾液0.5～2.5ml，唾液收集后在装有干冰的保温盒中运输，在−80～−70℃下储藏。所述疲劳蛋白标志物为载脂蛋白-1、热休克同源71kD蛋白、免疫球蛋白κV-302、免疫球蛋白G3、膜联蛋白A1、免疫球蛋白κV-312、过氧化物酶-5中的任一种。测定唾液中疲劳蛋白标志物的含量，并通过Bayes判别方程计算得到的疲劳值和非疲劳值来判定疲劳程度。当疲劳值≤非疲劳值判定为非疲劳，当疲劳值＞非疲劳值时判定为疲劳，当疲劳值为非疲劳值的2倍以上时为重度疲劳。

所述Bayes判别方程为非疲劳值＝∑（疲劳蛋白标志物含量×非疲劳系数）＋6.180，疲劳值＝∑（疲劳蛋白标志物含量×疲劳系数）＋14.741。疲劳系数和非疲劳系数是通过将疲劳蛋白标志物引入Fisher判别分析得到的（参见第四章）。

2. 实施细则　本测试方法通过测定疲劳蛋白标志物确定是否疲劳，评估疲劳程度。体液包括汗液、尿液、血液、泪液、组织液等，疲劳蛋白标志物的分子量在2000～15 000D。本方法以唾液为代表，通过分析唾液中的蛋白质成分，发现当人体疲劳时，在唾液中会含有疲劳蛋白标志物。唾液的提取更加便捷，唾液中的疲劳蛋白标志物也与人体疲劳具有高度的相关关系，可以通过检测唾液中疲劳蛋白标志物含量确定是否疲劳，评估疲劳程度。

　　其中某些疲劳蛋白标志物可以单独作为疲劳程度的判定指标，但有些疲劳蛋白标志物则需要与其他标志物的含量共同确定疲劳程度，使结果更为准确。例如，唾液中的载脂蛋白-1、热休克同源71kD蛋白、免疫球蛋白κV-302、免疫球蛋白G3、膜联蛋白A1、免疫球蛋白κV-312、过氧化物酶-5中的任一种的含量均与人体疲劳程度呈正相关关系，可以单独作为疲劳程度的判定指标。

　　如图5-2所示，对人体唾液进行收集时要先用生理盐水漱口3次（每次30ml，至少1分钟），再用清水漱口3次，消除口中残余物。漱口结束后，静坐5分钟后，保持垂直坐位，头稍向前倾并保持眼睛张开状态，然后做咀嚼运动，刺激唾液分泌。当有一定量的唾液积聚在下颌部后，舌抵上颚，张口，舌头自然翘起，下嘴唇呈"V"字形，使唾液自然流入事先准备好的唾液收集管中，收集0.5～2.5ml唾液。唾液收集后在装有干冰的保温盒中运输，在−80～−70℃下储藏。然后通过飞行时间质谱法测定唾液中疲劳蛋白标志物，唾液样品用丙酮沉淀方法处理，蛋白浓度测定利用BCA试剂盒。

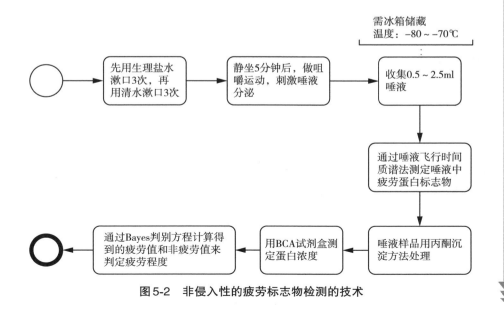

图5-2　非侵入性的疲劳标志物检测的技术

测定唾液中疲劳蛋白标志物的含量，并通过Bayes判别方程计算得到的疲劳值和非疲劳值来判定疲劳程度。Bayes判别方程与结果处理如前所述。以此判定的疲劳程度与脑电图出现判定结果具有良好的一致性。

疲劳蛋白标志物的疲劳系数和非疲劳系数见前文表4-1。

3. 实例验证　为了验证唾液中检测疲劳蛋白标志物与疲劳的对应关系，并为了方便研究，实验组邀请了24位志愿者参与研究，选取的志愿者身体健康，无器质性疾病和慢性疲劳症状；并排除持续或反复发作的疲劳持续6个月以上、咽喉疼痛、颈部或腋下淋巴结肿痛、肌肉痛、多发性非关节炎性疼痛、头痛、睡眠障碍、劳累后不适持续24小时以上的睡眠不足人群队列。

采集志愿者常规状态下和持续工作后的两种唾液标本，将常规状态下采集的样本标记为"前"，将持续工作后采集的样本标记为"后"。在采集常规状态下和持续工作后的唾液样本时，都通过脑电图方式检测该志愿者是否出现疲劳，以脑电图是否出现慢波增加、快波减少，即 Δ 波和θ波增加，α波和β波减少为判断疲劳与否的标准，将此脑电图编号并与采集的唾液样品对应保存。

在对采集的唾液样品中的疲劳蛋白标志物含量进行检测后，通过Bayes判别方程判定疲劳程度，再与该志愿者当时的脑电图进行对比（表5-1）。脑电图结果中无疲劳波表示不疲劳，疲劳波较少表示轻度疲劳，疲劳波较多表示重度疲劳。

表5-1　前后样本疲劳值－非疲劳值及脑电图检查结果

志愿者序号	样本前后标记	疲劳值－非疲劳值	疲劳值/非疲劳值	脑电图结果	疲劳程度
1	前	＞0	2倍以下	疲劳波较少	轻度疲劳
	后	＞0	2倍以上	疲劳波较多	重度疲劳
2	前	＞0	2倍以下	疲劳波较少	轻度疲劳
	后	＞0	2倍以上	疲劳波较多	重度疲劳

志愿者 序号	样本前后标记	疲劳值-非疲劳值	疲劳值/ 非疲劳值	脑电图结果	疲劳程度
3	前	<0	—	无疲劳波	不疲劳
	后	>0	2倍以下	疲劳波较少	轻度疲劳
4	前	=0	—	无疲劳波	不疲劳
	后	>0	2倍以下	疲劳波较少	轻度疲劳
5	前	>0	2倍以下	疲劳波较少	轻度疲劳
	后	>0	2倍以下	疲劳波较少	轻度疲劳
6	前	<0	—	无疲劳波	不疲劳
	后	>0	2倍	疲劳波较少	轻度疲劳
7	前	>0	2倍以下	疲劳波较少	轻度疲劳
	后	>0	2倍以上	疲劳波较多	重度疲劳
8	前	>0	2倍以下	疲劳波较少	轻度疲劳
	后	>0	2倍以下	疲劳波较少	轻度疲劳
9	前	<0	—	无疲劳波	不疲劳
	后	>0	2倍以下	疲劳波较少	轻度疲劳
10	前	>0	2倍以下	疲劳波较少	轻度疲劳
	后	>0	2倍以上	疲劳波较多	重度疲劳
11	前	>0	2倍以下	疲劳波较少	轻度疲劳
	后	>0	2倍以上	疲劳波较多	重度疲劳
12	前	>0	2倍以上	疲劳波较多	重度疲劳
	后	>0	2倍以上	疲劳波较多	重度疲劳
13	前	<0	—	无疲劳波	不疲劳
	后	>0	2倍以下	疲劳波较少	轻度疲劳
14	前	>0	2倍以下	疲劳波较少	轻度疲劳
	后	>0	2倍以上	疲劳波较多	重度疲劳
15	前	>0	2倍以下	疲劳波较少	轻度疲劳
	后	>0	2倍以上	疲劳波较多	重度疲劳
16	前	>0	2倍以下	疲劳波较少	轻度疲劳
	后	>0	2倍以下	疲劳波较少	轻度疲劳

续　表

志愿者序号	样本前后标记	疲劳值－非疲劳值	疲劳值/非疲劳值	脑电图结果	疲劳程度
17	前	＞0	2倍以下	疲劳波较少	轻度疲劳
	后	＞0	2倍以下	疲劳波较少	轻度疲劳
18	前	＞0	2倍以下	疲劳波较少	轻度疲劳
	后	＞0	2倍以下	疲劳波较少	轻度疲劳
19	前	＞0	2倍以下	疲劳波较少	轻度疲劳
	后	＞0	2倍以下	疲劳波较少	轻度疲劳
20	前	＞0	2倍以下	疲劳波较少	轻度疲劳
	后	＞0	2倍以下	疲劳波较少	轻度疲劳
21	前	＞0	2倍以下	疲劳波较少	轻度疲劳
	后	＞0	2倍以上	疲劳波较多	重度疲劳
22	前	＜0	—	无疲劳波	不疲劳
	后	＞0	2倍以下	疲劳波较少	轻度疲劳
23	前	＞0	2倍以下	疲劳波较少	轻度疲劳
	后	＞0	2倍以下	疲劳波较少	轻度疲劳
24	前	＞0	2倍以下	疲劳波较少	轻度疲劳
	后	＞0	2倍以上	疲劳波较多	重度疲劳

从表5-1的数据可以看出，疲劳值与非疲劳值的差值≤0时，脑电图的结果是没有疲劳波出现，即人体不疲劳；当疲劳值与非疲劳值的差值＞0时且疲劳值≤非疲劳值的2倍时，脑电图出现疲劳波，但密度不大，为轻度疲劳；当疲劳值与非疲劳值的差值＞0且疲劳值＞非疲劳值的2倍时，脑电图疲劳波明显增加，密度较大，为重度疲劳。由此可见，通过Bayes判别方程计算得到的疲劳值与非疲劳值的差值大小与志愿者脑电图的疲劳波是否出现及出现的密度保存高度一致。利用本方法判定的结果和脑电图检测疲劳时，测得出现疲劳波的结果是一致的，可以作为检测人体疲劳程度的指标。

三、唾液中核连蛋白-2含量确定是否疲劳及评价疲劳程度

1. 技术方案　本测试方法需要解决的技术问题是如何提供一种非侵入性的用生物分子进行疲劳检测的方法。为了解决技术问题，所采取的方案改进：所述核连蛋白-2来自于唾液，其中唾液收集时要先用生理盐水漱口3次，再用清水漱口3次，然后收集唾液，唾液收集量不小于0.1ml。若唾液收集后需要储存时，需在−80 ∼ −70℃下储藏。

疲劳的测定方法技术方案的进一步改进：确定是否疲劳及评价疲劳程度的方法是检测唾液中核连蛋白-2含量，并根据是否含有核连蛋白-2及核连蛋白-2的含量多少确定是否疲劳及疲劳程度，核连蛋白-2的含量与疲劳程度成正相关关系。当唾液中的核连蛋白-2含量大于0小于300ng/ml时，为轻度疲劳；当唾液中的核连蛋白-2大于300ng/ml时，为重度疲劳。

此种疲劳测定方法是通过测定人体体液中特定蛋白质的有无或者含量的多少，进行疲劳检测，是一种非侵入性的生物分子检测方法，不会破坏人体组织，具有无创、无痛、快速的优点。唾液作为体液之一，随时都可以方便地收集到，无创、无痛。适用于人体，也可以延伸到动物体等。

2. 实施细则　唾液中的核连蛋白-2含量的测定疲劳检测方法具体如图5-3所示。

（1）收集唾液：首先，在收集唾液前用生理盐水漱口3次，再用清水漱口3次，然后将舌上翘或者做咀嚼运动，使唾液在下颌部积聚，然后通过下唇收缩，使得唾液顺着下唇形成的通道自然流入唾液收集管中，收集0.1 ∼ 3.0ml唾液。如果唾液收集后需要储存，储藏在−80 ∼ −70℃的冰箱中。唾液的收集量只要满足分析使用即可。

（2）提取蛋白并测定含量：首先将唾液进行离心处理得到上清液Ⅰ，离心转速为5000 ∼ 7000rpm，时间为10 ∼ 15分钟，向上清液Ⅰ中滴入质量分数为0.2% ∼ 0.4%的DTT和质量分数为15% ∼ 25%的TCA丙酮溶液后，在温

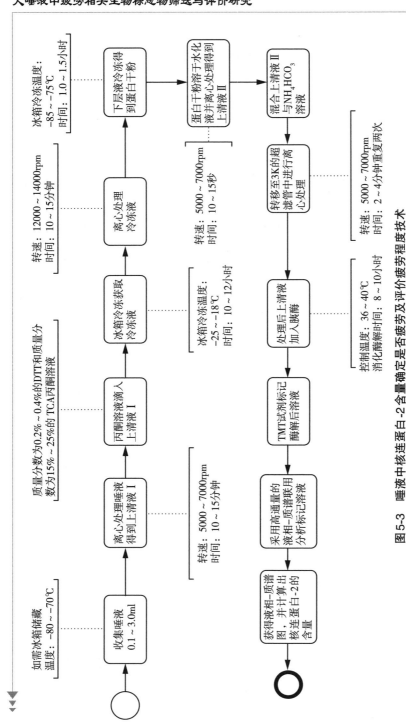

图5-3 唾液中核连蛋白-2含量确定是否疲劳及评价疲劳程度技术

度为 -25 ～ -18℃的冰箱内冷冻 10 ～ 12 小时,得到冷冻液。

将冷冻液进行离心处理,离心转速为 12000 ～ 14000rpm,时间为 10 ～ 15 分钟。离心完成后,将下层液再次放入温度为 -85 ～ -75℃的冰箱内冷冻 1.0 ～ 1.5 小时,得到蛋白干粉。

将蛋白干粉溶于水化液中并离心处理,离心转速为 5000 ～ 7000rpm,时间为 10 ～ 15 秒,得到上清液Ⅱ;将上清液Ⅱ与 NH_4HCO_3 溶液混合,并转移至 3K 的超滤管中进行离心处理,离心转速为 5000 ～ 7000rpm,离心时间为 2 ～ 4 分钟,重复两次;离心完成后向得到的上清液中加入胰酶,控制温度为 36 ～ 40℃,消化酶解 8 ～ 10 小时。

利用体外标记法使用 TMT 试剂标记酶解后的溶液,并将标记后的溶液采用高通量的液相-质谱联用分析,可以得到样品的液相-质谱图,并计算出核连蛋白-2 的含量。

3. 实例验证 为了验证唾液中核连蛋白-2 含量与疲劳的对应关系,并为了方便研究,实验组邀请了 24 位志愿者参与研究,选取的志愿者身体健康,无器质性疾病和慢性疲劳症状;并排除持续或反复发作的疲劳持续 6 个月以上、咽喉疼痛、颈部或腋下淋巴结肿痛、肌肉痛、多发性非关节炎性疼痛、头痛、睡眠障碍、劳累后不适持续 24 小时以上的睡眠不足人群队列。

采集志愿者常规状态下和持续工作后的两种唾液标本,将常规状态下采集的样本标记为"前",将持续工作后采集的样本标记为"后"。在采集常规状态下和持续工作后的唾液样本时,都通过脑电图(目前国际公认的疲劳诊断"金标准")检测该志愿者是否出现疲劳,将此脑电图编号并与采集的唾液样品对应保存。对采集的唾液样品中的核连蛋白-2 含量进行检测后,再与该志愿者当时的脑电图进行对比。经分析发现,唾液样品中是否含有核连蛋白-2 及核连蛋白-2 含量多少与脑电图的 θ 波是否出现及出现的密度保存高度一致。图 5-4 为检测样品的液相-质谱图。表 5-2 是核连蛋白-2 检测结果和脑电图结果对比。脑电图结果中无 θ 波表示不疲劳,θ 波较少表示轻度疲劳,

θ波较多表示重度疲劳。

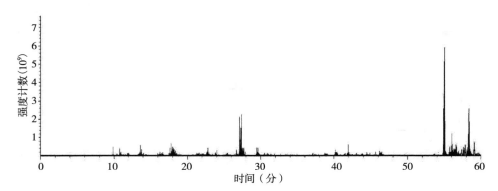

图5-4　检测样品的液相−质谱

表5-2　NUCB2前后对比及脑电图检查结果

志愿者序号	样本前后标记	NUCB2值（ng/ml）	脑电图结果	疲劳程度
1	前	278	θ波较少	轻度疲劳
	后	376	θ波较多	重度疲劳
2	前	184	θ波较少	轻度疲劳
	后	465	θ波较多	重度疲劳
3	前	0	无θ波	不疲劳
	后	3	θ波较少	轻度疲劳
4	前	0	无θ波	不疲劳
	后	3	θ波较少	轻度疲劳
5	前	5	θ波较少	轻度疲劳
	后	261	θ波较少	轻度疲劳
6	前	0	无θ波	不疲劳
	后	4	θ波较少	轻度疲劳
7	前	45	θ波较少	轻度疲劳
	后	303	θ波较多	重度疲劳
8	前	14	θ波较少	轻度疲劳
	后	37	θ波较少	轻度疲劳

续 表

志愿者序号	样本前后标记	NUCB2值（ng/ml）	脑电图结果	疲劳程度
9	前	0	无θ波	不疲劳
	后	204	θ波较少	轻度疲劳
10	前	227	θ波较少	轻度疲劳
	后	588	θ波较多	重度疲劳
11	前	266	θ波较少	轻度疲劳
	后	1024	θ波较多	重度疲劳
12	前	560	θ波较多	重度疲劳
	后	684	θ波较多	重度疲劳
13	前	0	无θ波	不疲劳
	后	51	θ波较少	轻度疲劳
14	前	245	θ波较少	轻度疲劳
	后	762	θ波较多	重度疲劳
15	前	131	θ波较少	轻度疲劳
	后	535	θ波较多	重度疲劳
16	前	107	θ波较少	轻度疲劳
	后	108	θ波较少	轻度疲劳
17	前	7	θ波较少	轻度疲劳
	后	45	θ波较少	轻度疲劳
18	前	93	θ波较少	轻度疲劳
	后	149	θ波较少	轻度疲劳
19	前	59	θ波较少	轻度疲劳
	后	178	θ波较少	轻度疲劳
20	前	98	θ波较少	轻度疲劳
	后	156	θ波较少	轻度疲劳
21	前	55	θ波较少	轻度疲劳
	后	424	θ波较多	重度疲劳
22	前	0	无θ波	不疲劳
	后	70	θ波较少	轻度疲劳
23	前	20	θ波较少	轻度疲劳
	后	74	θ波较少	轻度疲劳

续　表

志愿者序号	样本前后标记	NUCB2值（ng/ml）	脑电图结果	疲劳程度
24	前	83	θ波较少	轻度疲劳
	后	383	θ波较多	重度疲劳

核连蛋白-2含量为0时（唾液中不含核连蛋白-2），脑电图的结果是没有θ波出现，即人体不疲劳；当唾液中检测到核连蛋白-2，并且其含量＜300ng/ml时，脑电图出现θ波，但密度不大，为轻度疲劳；当唾液中的核连蛋白-2含量＞300ng/ml时，脑电图θ波明显增加，密度较大，为重度疲劳。由此可见，利用非侵入性方式收集唾液并通过检测唾液中的核连蛋白-2的含量可以作为检测人体疲劳的指标。

四、基于唾液中的丝氨酸蛋白酶抑制蛋白的快速疲劳检测方法

一种快速的疲劳检测方法，通过测定唾液中的丝氨酸蛋白酶抑制蛋白的含量，根据Bayes改良判别方程得到疲劳值和非疲劳值，当疲劳值≤非疲劳值时判定为非疲劳，当疲劳值＞非疲劳值时判定为疲劳，当疲劳值为非疲劳值2倍及以下时为轻度疲劳，当疲劳值为非疲劳值的2倍以上时为重度疲劳，诊断效能达到80%的水平。

所述Bayes改良判别方程为：

非疲劳值＝∑［丝氨酸蛋白酶抑制蛋白的含量×（非疲劳系数＋0.5）］＋6.180，疲劳值＝∑［丝氨酸蛋白酶抑制蛋白的含量×（疲劳系数＋0.5）］＋14.741。

进一步的非疲劳系数和疲劳系数是通过将疲劳蛋白标志物引入Fisher判别分析得到的。

本方法的改进：①所述非疲劳系数为-8.255，疲劳系数为3.158。②收集唾液后将唾液放于37℃的恒温箱内镇定1小时。③将镇定后的唾液在-80～-70℃下储藏。④丝氨酸蛋白酶抑制蛋白的含量通过唾液飞行时间质谱法测定。

下面结合实施例对本方法做进一步详细说明。

实验组邀请了150位志愿者参与研究，包括50位急诊科医生、50位科研人员和50位普通群众。选取的志愿者身体健康，无器质性疾病和慢性疲劳症状；并排除持续或反复发作的疲劳持续6个月以上、咽喉疼痛、颈部或腋下淋巴结肿痛、肌肉痛、多发性非关节炎性疼痛、头痛、睡眠障碍、劳累后不适持续24小时以上的睡眠不足人群队列。

采集志愿者常规睡眠清醒后，立即连续工作4小时、8小时、16小时的唾液标本，每次均取舌下唾液2ml，每份0.5ml分装，其中2份作为第一组（2个平行实验，得到丝氨酸蛋白酶抑制蛋白的含量后取平均值），于37℃的恒温箱内镇定1小时后，在-80～-70℃下低温保存；另外2份作为第二组（2个平行实验，得到丝氨酸蛋白酶抑制蛋白的含量后取平均值），不在恒温箱内镇定，直接在-80～-70℃下低温保存。间隔2周以上，再进行2次平行样品采集，共采集标本7200份，其中，3600份为第一组，3600份为第二组。

在采集唾液样本时，都通过脑电图方式检测该志愿者是否出现疲劳，以脑电图是否出现慢波增加、快波减少，即Δ波和θ波增加、α波和β波减少为判断疲劳与否的标准，将此脑电图编号并与采集的唾液样品对应保存。

将第一组唾液样本通过唾液飞行时间质谱法测定丝氨酸蛋白酶抑制蛋白的含量后，带入Bayes改良判别方程，得到非疲劳值1和疲劳值1，为实施例数据；将第一组唾液样本的丝氨酸蛋白酶抑制蛋白的含量带入Bayes判别方程，得到非疲劳值2和疲劳值2，为对比例一数据；将第二组唾液样本通过唾液飞行时间质谱法测定丝氨酸蛋白酶抑制蛋白的含量后，带入Bayes改良判别方程，得到非疲劳值3和疲劳值3，为对比例二数据；将第二组唾液样本的丝氨酸蛋白酶抑制蛋白的含量带入Bayes判别方程，得到非疲劳值4和疲劳值4，为对比例三数据。

其中，Bayes改良判别方程：非疲劳值＝∑［丝氨酸蛋白酶抑制蛋白的含量×（非疲劳系数＋0.5）］＋6.180，疲劳值＝∑［丝氨酸蛋白酶抑制蛋白的含量×（疲劳系数＋0.5）］＋14.741。

Bayes判别方程：非疲劳值＝∑（丝氨酸蛋白酶抑制蛋白的含量×非疲劳系数）＋6.180，疲劳值＝∑（丝氨酸蛋白酶抑制蛋白的含量×疲劳系数）＋14.741。

将实施例和对比例得到的非疲劳值和疲劳值，进行计算后再与该志愿者当时的脑电图进行对比，结果见表5-3。

表5-3　诊断效能对比

	实施例	对比例一	对比例二	对比例三
实验份数	1800	1800	1800	1800
与脑电图相符的份数	1454	1323	1176	1240
诊断效能（%）	80.7	73.5	65.3	68.9

注：诊断效能＝（与脑电图相符的份数/实验份数）×100%。

从表5-3可以看出，本方法的诊断效能能够达到80%左右，通过将唾液样本在37℃的恒温箱内镇定1小时后再低温保存，以及采用Bayes改良判别方程，能够明显提高诊断效能。

表5-4是部分志愿者通过本方法的疲劳程度检测结果和脑电图结果对比。脑电图结果中无疲劳波表示不疲劳，疲劳波较少表示轻度疲劳，疲劳波较多表示重度疲劳。表中仅是部分数据进行对比，对比例中均节选了一个与脑电波不相符的项。

表5-4　部分数据对比

	职业	样本采集时间（小时）	疲劳值－非疲劳值	疲劳值/非疲劳值	脑电图结果	疲劳程度
实施例	急诊科医生	0	<0	—	无疲劳波	不疲劳
		4	>0	2倍以下	疲劳波较少	轻度疲劳
		8	>0	2倍以上	疲劳波较多	重度疲劳
		16	>0	2倍以上	疲劳波较多	重度疲劳
	科研人员	0	<0	—	无疲劳波	不疲劳
		4	>0	2倍以下	疲劳波较少	轻度疲劳
		8	>0	2倍以下	疲劳波较少	轻度疲劳
		16	>0	2倍以上	疲劳波较多	重度疲劳
	普通群众	0	<0	—	无疲劳波	不疲劳
		4	>0	2倍以下	疲劳波较少	轻度疲劳
		8	>0	2倍以下	疲劳波较少	轻度疲劳
		16	>0	2倍以上	疲劳波较多	重度疲劳
对比例一	急诊科医生	0	<0	—	无疲劳波	不疲劳
		4	>0	2倍以上	疲劳波较多	轻度疲劳
		8	>0	2倍以上	疲劳波较多	重度疲劳
		16	>0	2倍以上	疲劳波较多	重度疲劳
	科研人员	0	<0	—	无疲劳波	不疲劳
		4	>0	2倍以下	疲劳波较少	轻度疲劳
		8	>0	2倍以下	疲劳波较少	轻度疲劳
		16	>0	2倍以上	疲劳波较多	重度疲劳
	普通群众	0	<0	—	无疲劳波	不疲劳
		4	>0	2倍以下	疲劳波较少	轻度疲劳
		8	>0	2倍以下	疲劳波较少	轻度疲劳
		16	>0	2倍以上	疲劳波较多	重度疲劳

续　表

	职业	样本采集时间（小时）	疲劳值－非疲劳值	疲劳值/非疲劳值	脑电图结果	疲劳程度
对比例二	急诊科医生	0	<0	—	无疲劳波	不疲劳
		4	>0	2倍以下	疲劳波较少	轻度疲劳
		8	>0	2倍以上	疲劳波较多	重度疲劳
		16	>0	2倍以上	疲劳波较多	重度疲劳
	科研人员	0	<0	—	无疲劳波	不疲劳
		4	>0	2倍以下	疲劳波较少	轻度疲劳
		8	>0	2倍以上	疲劳波较多	轻度疲劳
		16	>0	2倍以上	疲劳波较多	重度疲劳
	普通群众	0	<0	—	无疲劳波	不疲劳
		4	>0	2倍以下	疲劳波较少	轻度疲劳
		8	>0	2倍以下	疲劳波较少	轻度疲劳
		16	>0	2倍以上	疲劳波较多	重度疲劳
对比例三	急诊科医生	0	<0	—	无疲劳波	不疲劳
		4	>0	2倍以下	疲劳波较少	轻度疲劳
		8	>0	2倍以上	疲劳波较多	重度疲劳
		16	>0	2倍以上	疲劳波较多	重度疲劳
	科研人员	0	<0	—	无疲劳波	不疲劳
		4	>0	2倍以下	疲劳波较少	轻度疲劳
		8	>0	2倍以下	疲劳波较少	轻度疲劳
		16	>0	2倍以下	疲劳波较少	重度疲劳
	普通群众	0	<0	—	无疲劳波	不疲劳
		4	>0	2倍以下	疲劳波较少	轻度疲劳
		8	>0	2倍以下	疲劳波较少	轻度疲劳
		16	>0	2倍以上	疲劳波较多	重度疲劳

从表5-4的数据可以看出，疲劳值与非疲劳值的差值≤0时，脑电图的结果是没有疲劳波出现，即人体不疲劳；当疲劳值与非疲劳值的差值>0且疲劳值≤非疲劳值的2倍时，脑电图出现疲劳波，但密度不大，为轻度疲劳；当疲

劳值与非疲劳值的差值＞0且疲劳值＞非疲劳值的2倍时，脑电图疲劳波明显增加，密度较大，为重度疲劳。

五、利用唾液中的蛋白组合物快速检测人体疲劳

本方法属于人体疲劳检测的技术领域，通过测定唾液中的唾液淀粉酶和免疫球蛋白κ的含量确定人体的疲劳状态；所述唾液淀粉酶和免疫球蛋白κ（免疫球蛋白κV-Ⅰ、免疫球蛋白κV-Ⅲ）的含量与人体的疲劳状态为正相关关系。本方法是一种非侵入性的疲劳标志物的检测方法，利用在人体处于疲劳状态时具有良好的稳定性、特异性且含量与疲劳程度正相关的蛋白组合物判定人体是否疲劳以及疲劳的程度，能够准确、简单、快捷地测定人体疲劳程度，且不会破坏人体组织，具有无创、无痛的优点，社会意义显著。

1. 技术方案

（1）收集人体唾液：受试人要先用生理盐水漱口3次，再用清水漱口3次，然后收集唾液；所述唾液收集量不少于1ml。

（2）唾液淀粉酶含量的测定及人体疲劳状态的确定：取0.1ml新鲜唾液用磷酸盐缓冲溶液稀释100倍，所述磷酸盐缓冲溶液的pH为6.5～7.5，且其中含8～10mmol/L的磷酸氢二钠和2～5mmol/L的磷酸二氢钾，若所述新鲜唾液需要储存，则储存时需加入蛋白酶抑制剂，储存温度为-60～-50℃。用光电比色法检测唾液稀释液中唾液淀粉酶的含量，根据判定标准初步得到人体疲劳状态的结论。

（3）免疫球蛋白κ含量的测定及人体疲劳状态的确定：将唾液进行离心处理得到上清液，向上清液中滴入蛋白质提取剂后冷冻一段时间，得到冷冻液；将冷冻液进行离心处理，取出下层液并再次冷冻，得到蛋白干粉；将蛋白干粉溶于水化液中，并离心处理，制得唾液制备液，用高通量的液相－质谱联用方法检测唾液制备液的免疫球蛋白κ的含量，根据判定标准得到人体疲劳状态的结论。

（4）确定最终结论：步骤（2）（3）的结论一致，最终确定人体的疲劳状态的结论；步骤（2）（3）的结论不一致，结果无效，重复进行唾液淀粉酶和免疫球蛋白κ的含量检测。

2. 实施细则

（1）收集人体唾液：受试者先用生理盐水漱口3次，再用清水漱口3次，然后收集唾液；所述唾液收集量应不少于1ml。

（2）唾液淀粉酶含量的测定及人体疲劳状态的确定：取0.1ml新鲜唾液用磷酸盐缓冲溶液稀释100倍，所述磷酸盐缓冲溶液的pH为6.5～7.5，且其中含8～10mmol/L的磷酸氢二钠和2～5mmol/L的磷酸二氢钾，当所述新鲜唾液需要储存时，需加入蛋白酶抑制剂（亮肽素、抗痛素、糜蛋白酶抑素、抑弹性蛋白酶醛、抑胃蛋白酶素、磷酰胺素均为1U/ml的混合物），抑制蛋白酶分解蛋白，储存温度为−80～−70℃以使其保鲜，避免唾液中的蛋白质含量发生变化。用比色法检测唾液稀释液中唾液淀粉酶的含量，根据判定标准初步得到人体疲劳状态的结论。所述判定标准为通过目前国际公认的疲劳诊断"金标准"——脑电图θ波确定的各疲劳状态下唾液淀粉酶的浓度水平。

（3）免疫球蛋白κ含量的测定及人体疲劳状态的确定：将唾液进行离心处理得到上清液，离心转速为5000～7000rpm，时间为10～15分钟，向上清液中滴入质量分数是0.2%～0.4%的DTT和质量分数为15%～25%的TCA-丙酮溶液后，将其放入温度为−25～−18℃的冰箱中，冷冻10～12小时得到冷冻液；将冷冻液进行离心处理，离心转速为12 000～14 000rpm，时间为10～15分钟，取出下层液并于−85～−75℃下冷冻1.0～1.5小时，得到蛋白干粉；将蛋白干粉溶于水化液中，并离心处理，离心转速为5000～6000rpm，时间为15～25秒，制得唾液制备液，用高通量的液相-质谱联用方法检测唾液制备液的免疫球蛋白κ的含量，根据判定标准得到人体疲劳状态的结论。所述判定标准为通过目前国际公认的疲劳诊断"金标准"——脑电图θ波确定的各疲劳状态下免疫球蛋白κ的浓度水平。

（4）确定最终结论：步骤（2）（3）的结论一致，最终确定人体疲劳状态的结论。

3. 实例验证 为了验证唾液中唾液淀粉酶和免疫球蛋白κ的含量与疲劳的正相关关系，邀请了100位志愿者参与研究。选择的志愿者身体健康，无器质性疾病和慢性疲劳症状；并排除持续或反复发作的疲劳持续6个月以上、咽喉疼痛、颈部或腋下淋巴结肿痛、肌肉疼痛、多发性非关节炎性疼痛、头痛、睡眠障碍、劳累后不适持续24小时以上的睡眠不足人群队列。

采集志愿者常规状态下和持续工作后的两种唾液样品，将常规状态下采集的样本标记为"前"，将持续工作后采集的样本标记为"后"。采集常规状态下和持续工作后的唾液样本时，都通过脑电图（目前国际公认的疲劳诊断"金标准"）检测该志愿者是否出现疲劳，将此脑电图编号并与采集的唾液样品对应保存。在对采集的唾液样品中的唾液淀粉酶和免疫球蛋白κ含量进行检测后，再与该志愿者当时的脑电图进行对比。经分析发现，唾液样品中唾液淀粉酶的含量、免疫球蛋白κ的含量与脑电图的θ波是否出现及出现的密度基本一致，一致率为90%。

表5-5为100位志愿者中部分志愿者的结果对比。脑电图结果中无θ波表示不疲劳，θ波较少表示轻度疲劳，θ波较多表示重度疲劳。

表5-5 唾液淀粉酶、免疫球蛋白κ含量与脑电图对比结果

志愿者序号	采集状态	唾液淀粉酶含量（ng/ml）	免疫球蛋白κ（ng/ml）	脑电图的θ波结果	疲劳程度
1	前	100	15	无	非疲劳
	后	341	186	较少	轻度疲劳
2	前	94	12	无	非疲劳
	后	663	365	较多	重度疲劳

续　表

志愿者序号	采集状态	唾液淀粉酶含量（ng/ml）	免疫球蛋白κ（ng/ml）	脑电图的θ波结果	疲劳程度
3	前	184	20	较少	轻度疲劳
	后	324	235	较多	重度疲劳
4	前	123	56	较少	轻度疲劳
	后	432	321	较多	重度疲劳
5	前	87	23	较少	轻度疲劳
	后	249	342	较多	重度疲劳
6	前	67	18	无	非疲劳
	后	543	284	较多	重度疲劳
7	前	104	16	较少	轻度疲劳
	后	314	205	较多	重度疲劳
8	前	189	53	一般	中度疲劳
	后	256	302	较多	重度疲劳
9	前	93	26	较少	轻度疲劳
	后	269	332	较多	重度疲劳
10	前	133	67	较少	轻度疲劳
	后	203	65	较多	中度疲劳
⋮					
90	前	91	14	无	非疲劳
	后	304	225	较多	重度疲劳
91	前	194	21	较少	轻度疲劳
	后	443	184	较多	重度疲劳
92	前	96	20	较少	轻度疲劳
	后	603	313	较多	重度疲劳
93	前	103	46	较少	轻度疲劳
	后	332	205	较多	重度疲劳
94	前	88	26	较少	非疲劳
	后	249	82	较少	轻度疲劳
95	前	139	68	较少	轻度疲劳
	后	413	154	较多	重度疲劳

志愿者序号	采集状态	唾液淀粉酶含量（ng/ml）	免疫球蛋白κ（ng/ml）	脑电图的θ波结果	疲劳程度
96	前	96	34	较少	轻度疲劳
	后	404	197	较多	重度疲劳
97	前	153	46	较少	轻度疲劳
	后	393	174	较多	重度疲劳
98	前	113	36	较少	轻度疲劳
	后	323	124	较多	重度疲劳
99	前	87	24	较少	轻度疲劳
	后	304	117	较多	重度疲劳
100	前	90	31	无	非疲劳
	后	213	68	一般	中度疲劳

六、胶体金试纸检测唾液中疲劳标志物

本检测疲劳的方法属于一种用胶体金试纸检测唾液中疲劳标志物的方法，包括先用疲劳状态检测试纸检测高浓度的唾液待测液，如果疲劳状态检测试纸显示为重度疲劳，再在疲劳状态检测试纸上用低浓度的唾液待测液检测重度疲劳级别。本方法采用非侵入性的方式对人体疲劳状态进行检测，对被测者无创、无痛，无须依赖其他仪器设备、专业操作人员或特定场所，具有操作简单、方便快捷、检测成本低、结果准确直观的优点。

本检测方法检测样本为唾液，样本易得；唾液收集量为 0.5 ～ 3.0ml 即可进行检测，与用血液作为检测样本相比具有收集过程方便快捷，收集量小，对被测者无创、无痛并且短期内能反复检测的优点。唾液中的核连蛋白 -2 含量与人体疲劳程度呈正相关，本方法对唾液中的核连蛋白 -2 的最低检出量为 5ng/ml，具有检出量低、检测方法灵敏准确的优点。唾液收集时先用生理盐水漱口 3 次，再用清水漱口 3 次，然后收集唾液，大幅度减少了唾液中其他杂质对检测结果的干扰，优于刷牙等其他收集方式。利用磷酸缓冲液预处理唾

液样本,维持了唾液样本的稳定性,有利于后续的检测。人体唾液中的有机物主要是唾液淀粉酶、黏多糖、黏蛋白及溶菌酶等,无机物有钠、钾、钙、氯和硫氰离子等,pH为6~7,黏度比水大18~35倍。唾液与磷酸缓冲液体积比为2:(1~7)时,磷酸缓冲液不仅能起到缓冲作用,而且磷酸缓冲液环境更接近于体内环境,减小了对唾液中活性物质的损害,使唾液中各物质维持在正常有活力的状态,使后续检测结果更精确可靠。

1. 技术方案　本检测疲劳的方法需要解决的技术问题是提供一种检测人体疲劳状态的方法,采用非侵入性的方式对人体疲劳状态进行检测,对被测者无创、无痛,无须依赖其他仪器设备、专业操作人员或特定场所,具有操作简单、方便快捷、检测成本低、结果准确直观的优点。

为解决上述技术问题,本检测方法采用的技术方案是先用疲劳状态检测试纸检测高浓度的唾液待测液,如果疲劳状态检测试纸显示为重度疲劳,再在疲劳状态检测试纸上用低浓度的唾液待测液检测重度疲劳级别。

改进的具体步骤如下。

(1)将收集到的人体唾液与磷酸缓冲液混合,配制成高浓度的唾液待测液和低浓度的唾液待测液。

(2)将高浓度的唾液待测液加至疲劳状态检测试纸上,静置5~15分钟。

(3)当疲劳状态检测试纸上只显示质控线时,为轻度疲劳;当同时显示检测线和质控线时,为重度疲劳;当质控线未显示时,为无效结果。

(4)当步骤(3)同时显示检测线和质控线时,将低浓度的唾液待测液加至疲劳状态检测试纸上,如果只显示质控线,则为重度疲劳Ⅰ级,如果同时显示检测线和质控线,则为重度疲劳Ⅱ级,当质控线未显示时,为无效结果。

本检测方法需要使受试者先用生理盐水漱口3次,再用清水漱口3次,然后做咀嚼运动或舌尖上翘,使唾液在下颌部聚集,通过下唇收缩,使唾液顺着下唇形成的通道流入唾液收集管中,唾液收集量为0.5~3.0ml。高浓度的唾液待测液为人体唾液与磷酸缓冲液按体积比2:1混合,高浓度的唾液待测液浓度是低浓度的唾液待测液的1.5～3倍，所述磷酸缓冲液中含10～20mmol/L的磷酸氢二钠、1～5mmol/L的磷酸二氢钾和0.1～0.2mol/L的氯化钠，磷酸缓冲液的pH为7.0～8.0。

如图5-5所示，本检测方法的疲劳状态检测试纸包括底板、样品垫、金标垫、反应垫和吸样垫等。金标垫上含有核连蛋白-2单克隆抗体标记的免疫胶体金，反应垫上有检测线和质控线，检测线上含有核连蛋白-2单克隆抗体，质控线上含有羊抗鼠IgG多克隆抗体。

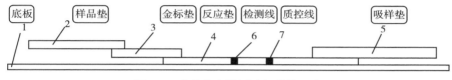

图5-5 疲劳状态检测试纸结构示意

核连蛋白-2单克隆抗体标记的免疫胶体金溶液的制备方法：在搅拌状态下，向胶体金溶液中缓慢加入核连蛋白-2单克隆抗体溶液，核连蛋白-2单克隆抗体与胶体金溶液的质量体积比为10～25μg/ml，静置15～30分钟后离心，将沉淀物用复溶液复溶，复溶液的体积是胶体金溶液体积的0.3～0.5倍。具体制备方法为首先将浓度为8～10mmol/L的氯金酸溶液搅拌状态下加热，沸腾10～15分钟后，迅速加入5～6mol/L的柠檬酸三钠溶液并搅拌，柠檬酸三钠溶液与氯金酸溶液的体积比为1：（45～50）。再次沸腾后，超声处理5～8分钟；接下来所得溶液再次加热至沸腾后，在搅拌状态下缓慢加入与以上步骤中相同体积和浓度的氯金酸溶液和柠檬酸三钠溶液，至溶液颜色变成深红色后停止加热，4℃条件下避光保存。

上述复溶液中含有0.1～0.3mol/L的氨基丁三醇（Tris）、10～25g/L的牛血清白蛋白（Bovine serum albumin，BSA）、4～8g/L的海藻糖、5～10g/L的蔗糖、2～5g/L的聚山梨醇酯-20、5～10g/L的聚乙二醇20000、3～8g/L的氯化钠和0.2～0.5g/L的叠氮钠，pH为7.0～8.0。

检测线是将核连蛋白-2单克隆抗体用划膜液稀释至2～3mg/ml后喷涂干燥得到，质控线是将羊抗鼠IgG多克隆抗体用划膜液稀释至1.5～2.0mg/ml后喷涂干燥得到；所述划膜液中含有10～15g/L的蔗糖、0.2～0.3mol/L的Tris缓冲液、2.0～2.5g/L的牛血清白蛋白溶液、1.5～2.0g/L的聚乙二醇20000、0.2～0.5g/L的叠氮钠，pH为7.0～8.0。

样品垫是由预处理液浸泡后干燥得到，所述预处理液含有1～5g/L的曲拉通X-100、3.5～5.0g/L的海藻酸钠、2.5～4.5g/L的氯化钾、5～8g/L的维生素C、1.5～2.0g/L的α-淀粉酶、1.0～1.5g/L的β-环糊精、0.3～1.0g/L的聚乙烯吡咯烷酮、0.2～0.3mol/L的Tris缓冲液，pH为8.0～8.5。

本检测方法制备的胶体金颗粒直径为20～40nm，颗粒大小均一、单一分散，使得核连蛋白-2单克隆抗体在胶体金溶液中能分布均匀，并且提高了制备得到的金标垫与唾液待测液中的核连蛋白-2的特异性结合，避免了唾液中其他物质与金标垫的非特异性结合而导致的假阳性结果，进而提高了检测结果的可靠性。

本检测方法提供的复溶液、划膜液与样品垫预处理液配方，使检测试纸能够满足产品设计的性能指标要求，保证结果的准确性。复溶液的配方能防止抗体蛋白与胶体金聚合发生沉淀，对核连蛋白-2单克隆抗体与胶体金溶液的结合过程起到了很好的保护作用，维持了胶体金溶液的稳定性；划膜液作为核连蛋白-2单克隆抗体与羊抗鼠IgG多克隆抗体的稀释液，用于检测线与质控线的制备过程，划膜液中的BSA与聚乙二醇20000作为稳定剂保证了两种抗体的生物活性，使抗体能够迅速地捕捉到层析过程中的胶体金复合物，保证了检测试纸的灵敏度，进而提高了结果的准确性；样品垫由预处理液浸泡后干燥得到，预处理液的配方解决了唾液样本黏稠、含有多种干扰物质等阻碍因素的问题。此外，复溶液与划膜液中含有一定量的叠氮钠，有一定的防腐作用，可防止细菌增生，对抗体活性的维持起到促进作用，延长了试纸条的有效期。

本检测方法的疲劳状态检测试纸不仅能区分人体疲劳轻重程度，还能判断重度疲劳等级。当唾液中的核连蛋白-2含量大于0小于300ng/ml时，一般定义为轻度疲劳；当唾液中的核连蛋白-2含量大于300ng/ml时，为重度疲劳。检测高浓度唾液待测液时，疲劳状态检测试纸上若只显示质控线时，为轻度疲劳；同时显示检测线和质控线时，为重度疲劳；当质控线未显示时，为无效结果。检测结果为重度疲劳时，再检测低浓度的唾液待测液，如果只显示质控线，则为重度疲劳Ⅰ级，如果同时显示检测线和质控线，则为重度疲劳Ⅱ级，当质控线未显示时，为无效结果。

2. 胶体金试纸制作　结合实施例对本方法做进一步详细说明（图5-5、图5-6）。

（1）按（7.5～8.5）cm×（0.3～0.5）cm裁剪PVC板，得到底板1；按（2.5～3.5）cm×（0.3～0.5）cm裁剪玻璃纤维膜，得到样品垫2。

（2）金标垫3的制备步骤

1）将浓度为8～10mmol/L的氯金酸溶液搅拌状态下加热，沸腾10～15分钟后，迅速加入5～6mol/L的柠檬酸三钠溶液并搅拌，柠檬酸三钠溶液与氯金酸溶液的体积比为1:（45～50），再次沸腾后，超声处理5～8分钟。

2）将上一步骤所得溶液再次加热至沸腾后，在搅拌状态下缓慢加入与上一步骤中相同体积和浓度的氯金酸溶液和柠檬酸三钠溶液，至溶液颜色变成深红色后停止加热，得到胶体金溶液，4℃条件下避光保存。

3）按如下配方配制复溶液：0.1～0.3mol/L的Tris缓冲液、10～25g/L的牛血清白蛋白溶液、4～8g/L的海藻糖、5～10g/L的蔗糖、2～5g/L的聚山梨醇酯-20、5～10g/L的聚乙二醇20000、3～8g/L的氯化钠和0.2～0.5g/L的叠氮钠，pH为7.0～8.0。

4）在搅拌状态下，向胶体金溶液中缓慢加入核连蛋白-2单克隆抗体溶液，核连蛋白-2单克隆抗体与胶体金溶液的质量体积比为10～25μg/ml，静置15～30分钟后离心，将沉淀物用复溶液复溶，复溶液的体积是胶体金溶液体积的0.3～0.5倍。

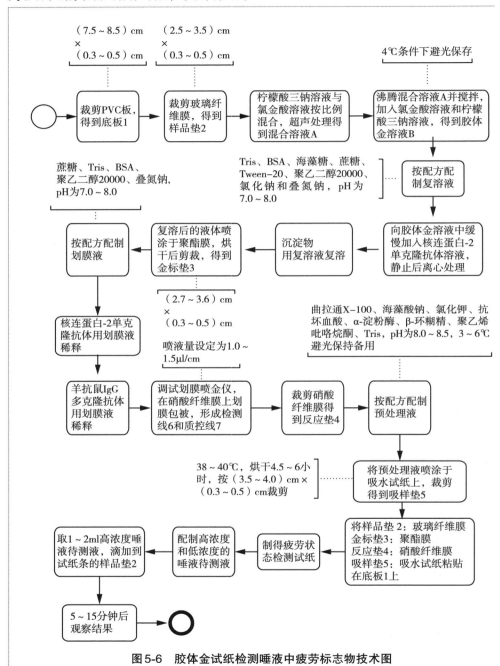

图5-6　胶体金试纸检测唾液中疲劳标志物技术图

5）将上一步骤中复溶后的液体喷涂于聚酯膜上，38～40℃下烘干10～20小时，按（2.7～3.6）cm×（0.3～0.5）cm进行裁剪，得到金标垫3，4℃条件下避光保存备用。

（3）反应垫4的制备步骤

1）按如下配方配制划膜液：10～15g/L的蔗糖、0.2～0.3mol/L的Tris缓冲液、2.0～2.5g/L的牛血清白蛋白溶液、1.5～2.0g/L的聚乙二醇20000、0.2～0.5g/L的叠氮钠，pH为7.0～8.0。

2）将核连蛋白-2单克隆抗体用划膜液稀释至2～3mg/ml，将羊抗鼠IgG多克隆抗体用划膜液稀释至1.5～2.0mg/ml，然后分别加入到划膜喷金仪的T杯和C杯中；调试划膜喷金仪，喷液量设定为1.0～1.5μl/cm，喷嘴1与喷嘴2间隔6～8mm；调试完成后，在硝酸纤维膜上划膜包被，形成检测线6和质控线7，38～40℃烘干10～20小时；检验合格后，室温存放备用。

3）按（2.0～2.5）cm×（0.3～0.5）cm裁剪硝酸纤维膜得到反应垫4。

（4）吸样垫5的制备步骤

1）按如下配方配制预处理液：1～5g/L的曲拉通X-100、3.5～5.0g/L的海藻酸钠、2.5～4.5g/L的氯化钾、5～8g/L的维生素C、1.5～2.0g/L的α-淀粉酶、1.0～1.5g/L的β-环糊精、0.3～1.0g/L的聚乙烯吡咯烷酮、0.2～0.3mol/L的Tris缓冲液，pH为8.0～8.5，3～6℃避光保存备用。

2）将预处理液喷涂于吸水试纸上，38～40℃烘干4.5～6小时，按（3.5～4.0）cm×（0.3～0.5）cm裁剪吸水试纸，得到吸样垫5。

（5）在干燥室内，温度为20～25℃，相对湿度小于30%，将样品垫2（玻璃纤维膜）、金标垫3（聚酯膜）、反应垫4（硝酸纤维膜）以及吸样垫5（吸水试纸）粘贴在底板1上，其中反应垫4位于底板1的中部，反应垫1靠近质控线的一端与吸样垫的1/6～1/10搭接，反应垫靠近检测线的一端与金标垫的1/4～1/3搭接，吸样垫的1/4～1/3与金标垫的另一端搭接，最后切成宽度为2.5～3.0mm的试纸条，即制得疲劳状态检测试纸，也可将试纸条装入一个卡套中制成检测卡。

（6）唾液收集：提取收集疑似疲劳人体的唾液。首先，在收集唾液前一般用生理盐水漱口3次，再用清水漱口3次，用生理盐水和清水漱口每种不应少于2次，每次漱口所用生理盐水或清水的体积可以取20～30ml的任一数值，以口腔能够灵活运动为好，每次的漱口时间在25秒左右，可以取20～30秒的任一数值，漱口所用的生理盐水或清水温度可以是口感舒适的20～35℃，如30℃。然后将舌上翘或者做咀嚼运动，使唾液在下颌部积聚，通过下唇收缩，使得唾液顺着下唇形成的通道自然流入唾液收集管中。收集的唾液在0.1～3.0ml，唾液的收集量可以根据收集到检测的时间间隔确定，只要能够满足每次检测需要即可，如果唾液收集后需要储存时，储藏在-80～-70℃温度范围的任一温度的冰箱中。

（7）待测液制作：向收集的唾液中加入吸附剂和蛋白酶抑制剂将吸附剂、蛋白酶抑制剂均按照与唾液的体积之比在1:20～1:30的任一种比例加入到唾液收集管中，吸附剂为PEG、聚乙烯吡咯烷酮、蔗糖或凝胶中的一种，蛋白酶抑制剂是亮肽素、抗痛素、糜蛋白酶抑素、抑弹性蛋白酶醛、抑胃蛋白酶素、磷酰胺素的混合物。

（8）检测及结果分析

1）本检测方法疲劳状态检测试纸各部分分布合理，保证了结果的直观性与准确性。疲劳状态检测试纸从左到右依次为底板、样品垫、金标垫、反应垫和吸样垫。将唾液待测液滴加到样品垫上，唾液中的核连蛋白-2会通过毛细作用从样品垫到达金标垫，在金标垫上与核连蛋白-2单克隆抗体结合，形成胶体金颗粒复合物，再移动到反应垫4上进行层析，会在检测线与质控线处形成肉眼可见的红色沉淀线。

2）本检测方法检测过程只需将待测唾液样本滴加到试纸上，5～15分钟后根据显色结果即可判断疲劳状态，检测人员无须具有专业技能，对检测场所和设备要求也较低，可以在被检测者的工作现场进行检测，具有操作步骤简便、检测成本低、过程耗时短等优点。

七、人体疲劳状态检测装置

本实用新型人体疲劳状态检测装置，属于一种用胶体金试纸检测唾液中的疲劳标志物的装置，包括由底板、样品垫、金标垫、反应垫和吸样垫组成的检测试纸，反应垫上设置检测线和质控线，金标垫上附着有核连蛋白-2单克隆抗体标记的免疫胶体金，检测线上附着有核连蛋白-2单克隆抗体，质控线上附着有羊抗鼠IgG多克隆抗体；本实用新型人体疲劳状态检测装置是一种非侵入性的检测装置，能够对人体疲劳程度进行定性和半定量检测，具有无创、无痛、操作简单、方便快捷、检测成本低、结果准确直观的优点。

1. *技术方案*　本实用新型装置需要解决的技术问题是提供一种人体疲劳状态检测装置，采用非侵入性的方式对人体疲劳程度进行定性和半定量检测，对被测者无创、无痛，无须依赖其他仪器设备、专业操作人员或特定场所，为解决上述技术问题，本实用新型所采用的技术方案如下。

改进此种人体疲劳状态检测装置，包括由底板、样品垫、金标垫、反应垫和吸样垫组成的检测试纸，反应垫上设置检测线（T区）和质控线（C线），金标垫上附着有核连蛋白-2单克隆抗体标记的免疫胶体金，检测线上附着有核连蛋白-2单克隆抗体，质控线上附着有羊抗鼠IgG多克隆抗体。同时检测试纸外部套有外壳，外壳上设置有进样管，进样管位于样品垫的正上方，进样管下方出口与样品垫之间设有活动薄片（图5-7）。

本实用新型装置，能够通过非侵入性的方式对人体疲劳程度进行定性和半定量检测，对被测者无创、无痛、试剂和样品用量极少、无须再依赖其他仪器设备、检测成本低、可以在短期内频繁多次进行。本实用新型装置体积小巧、方便携带、检测的操作步骤十分简单，能够让普通人迅速掌握，且对测试场所的要求不高，被测者可以随时随地自行完成检测。检测过程耗时仅需3～15分钟，能够迅速读取检测结果，及时对被测者当下疲劳程度作出准

85

人唾液中疲劳相关生物标志物筛选与评价研究

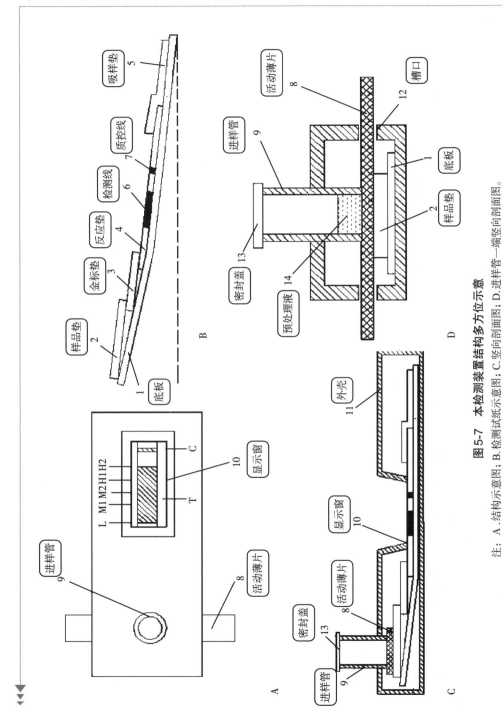

图 5-7 本检测装置结构多方位示意

注：A.结构示意图；B.检测试纸示意图；C.竖向剖面图；D.进样管一端竖向剖面图。

确判断，而且结果直观性很强，容易辨识和判断，无须通过专业人员进行数据处理或分析解读。

本实用新型装置的人体疲劳状态检测装置中设有核连蛋白-2胶体金检测试纸，能够对唾液样品中核连蛋白-2的含量进行定性和半定量检测。人体唾液中核连蛋白-2的含量与人体疲劳程度成显著的正相关关系，疲劳程度越高的人，唾液中核连蛋白-2的含量越高。核连蛋白-2单克隆抗体能够与核连蛋白-2发生特异性结合，也能够通过静电作用包覆于胶体金颗粒周围形成带有核连蛋白-2单克隆抗体标记的免疫胶体金。当唾液样品中含有核连蛋白-2时，会在金标垫上与免疫胶体金形成复合物，复合物通过层析到达反应垫上的检测线区域时，会被检测线上附着的核连蛋白-2单克隆抗体捕获固定，当携带有胶体金颗粒的复合物大量聚集时便显出肉眼可辨识的红色。当质控线显示红色时，检测结果有效，但唾液中核连蛋白-2含量较低，不足以使检测线显色，判定为不疲劳或疲劳程度较轻；当同时显示检测线和质控线时，则判定为疲劳或重度疲劳；当质控线未显示时，则为无效结果。

本实用新型装置改进步骤为在进样管下方出口被活动薄片完全覆盖且紧密贴合，进样管的直径小于样品垫的宽度，活动薄片至少一端通过外壳上的槽口向外伸出。进样管底部装有预处理液，进样管上方进口处设有密封盖，进样管的容积为0.3～0.8ml。检测线的面积占反应垫与金标垫和吸样垫无重叠部分面积的1/4～2/3。检测线的长度为0.3～1.0cm，宽度为0.2～0.8cm。

本实用新型装置的进样管底部装有确定量的预处理液（如磷酸缓冲溶液），剩余部分的体积与需要添加的唾液样品体积一致，被测人可直接使唾液滴入或流入进样管，多余的唾液无法进入，将进样管上方的密封盖盖好后，可上下颠倒几次使唾液与预处理液充分混匀或再次打开密封盖用干净的牙签搅拌混匀，然后将活动薄片通过槽口处伸出的一端向外拉出，进样管中的待测液即可下渗到检测试纸的样品垫上，进样管的直径小于样品垫的宽度，进样管的容积与加样量完全一致。

　　本实用新型装置进样管的设计能够集取样、混合预处理液、量取功能于一身，使样品处理步骤更加简便，无须使用量取体积和转移溶液的设备，降低了对操作技术和场所的要求。相比于以前的预处理过程需要从收集来的唾液中取出一定体积的样品，加入另外的容器中与一定体积的预处理液进行混合，再从中取出一定体积的待测液加至检测试纸上，本实用新型装置避免了额外量取设备、装样品及制备待测液容器的使用，解决了需要多次使用微量移液器等对技能和场所要求较高的问题，节省了成本，简化了繁琐的常规操作过程，减小了因操作引起的误差。

　　本实用新型装置反应垫上的检测线（T区）面积占反应垫与金标垫和吸样垫无重叠部分面积的1/4～2/3，检测线的长度为0.3～1.0cm，宽度为0.2～0.8cm，加大了检测线覆盖的区域，尤其在检测试纸长度较长，使检测结果不仅能定性反映人体是否疲劳，还能通过检测线上显色区域的长度或面积判断疲劳的程度，显色区域越长时，疲劳程度的等级越高。本实用新型装置反应垫正上方的外壳上设有显示窗，显示窗的边沿有至少两根表示疲劳程度的刻度线（L、M1、M2、H1、H2），该刻度线可通过用相同装置测定含有已知含量的核连蛋白-2的唾液样品时，观察检测线显色区域的长度并标记得到。使用疲劳状态检测装置时，只需观察检测线显色区到达了哪条刻度线，即可判断被测者的疲劳程度等级，十分简便直观。

　　本实用新型装置检测试纸具有一定的倾斜角度，样品垫高度稍高于反应垫的高度，最佳倾斜角度为5°～20°。检测试纸倾斜角度的设计能够使样品垫的待测液能够借助一定的重力作用，使流速适当提高，由于检测线的区域较大，此设计能够使免疫胶体金与核连蛋白-2形成的复合物与检测线上的抗体结合得更加均匀、更加充分，使显色区域的长度与疲劳程度呈现更好的线性正相关关系，解决了复合物流速过慢或检测线附着抗体密度过大时造成的显色区域过窄，大量复合物在检测线前段沉积，难以从区域面积上准确反映疲劳程度的问题。

在样品垫上附着有维生素C、α-淀粉酶、β-环糊精和聚乙烯吡咯烷酮。使唾液中的蛋白质更加稳定，克服了唾液样品中所含的蛋白质（尤其是核连蛋白-2）在检测过程中发生降解或构型发生改变的问题，避免对核连蛋白-2与抗体发生特异性结合造成的不利影响，解决了唾液黏稠度过高的问题和排除了多种干扰物质造成的误差，提高了检测的灵敏度和结果的准确性。

2. 实施细则 下面通过实际例子来说明该装置的一些具体实施方式，用以作进一步详细说明，但并不以此对本实用新型装置的保护范围进行限制。

（1）实施例1：一种人体疲劳状态检测装置，包括如图5-7B所示的检测试纸，检测试纸由底板1、样品垫2、金标垫3、反应垫4和吸样垫5组成。底板位于最下层，支撑样品垫2、金标垫3、反应垫4和吸样垫5的底部。底板1的前端与样品垫2的前端贴合，样品垫2的末端与金标垫3的1/4上下搭接，金标垫3的末端1/4与反应垫4靠近检测线6的一端上下搭接，反应垫4靠近质控线7的一端与吸样垫5的1/5上下搭接，吸样垫5的末端与底板1的末端贴合。

在检测试纸的反应垫4上有检测线6和质控线7，检测线6上附着有核连蛋白-2单克隆抗体，质控线7上附着有羊抗鼠IgG抗体。检测线6的面积占反应垫4与金标垫3和吸样垫5无重叠部分面积的1/4。检测线6的长度为0.3cm，宽度为0.2cm。类似图5-7A所示，反应垫4正上方的外壳上设有显示窗10，显示窗10的边沿有一根表示质控线7的刻度线（C线）和一根表示检测线6区域的刻度线（T线），在检测线区域的不同位置有表示疲劳程度的刻度线（至少有表示低等程度疲劳和高等程度疲劳的两根）。在检测试纸的金标垫3上附着有核连蛋白-2单克隆抗体标记的免疫胶体金，免疫胶体金的直径为25nm。样品垫2上附着有维生素C、α-淀粉酶、β-环糊精和聚乙烯吡咯烷酮。

如图5-7B所示，检测试纸可以具有一定的倾斜角度，样品垫2的高度高于反应垫4的高度。胶体金试纸的不同部分倾斜角度可以不同，样品垫2和金标垫3与水平线的夹角为15°，反应垫4与水平线的夹角为5°。检测试纸的底板1为PVC材质，样品垫2为玻璃纤维膜材质，金标垫3为聚酯膜材质，反应垫4为硝酸纤维膜材质，吸样垫5为吸水滤纸材质。

图5-7C、图5-7D所示的疲劳状态检测装置的竖向剖面图，检测试纸的外部套有外壳11，外壳上设置有进样管9，进样管9位于样品垫2的正上方，进样管9下方出口与样品垫2之间设有活动薄片8，活动薄片8能完全覆盖进样管的下方出口。活动薄片的上表面紧贴进样管9，活动薄片的下表面紧贴样品垫2，进样管9的直径小于样品垫2的宽度。活动薄片8的两端通过外壳上的槽口12向外伸出，活动薄片8为硬质、无渗透性材质的光滑薄片，可从槽口12处灵活抽出。进样管9上方进口处设有密封盖13，进样管9的容积为0.3ml，进样管9底部装有预处理液14（磷酸缓冲溶液或Tris盐酸缓冲溶液），预处理液的体积占进样管9总容积的1/3。

（2）实施例2：一种人体疲劳状态检测装置，包括如图5-7B所示的检测试纸，检测试纸由底板1、样品垫2、金标垫3、反应垫4和吸样垫5组成。底板位于最下层，支撑样品垫2、金标垫3、反应垫4和吸样垫5的底部。底板1的前端与样品垫2的前端贴合，样品垫2的末端与金标垫3的1/3上下搭接，金标垫3的末端1/3与反应垫4靠近检测线6的一端上下搭接，反应垫4靠近质控线7的一端与吸样垫5的1/3上下搭接，吸样垫5的末端与底板1的末端贴合。

在检测试纸的反应垫4上有检测线6和质控线7，检测线6上附着有核连蛋白-2单克隆抗体，质控线7上附着有羊抗鼠IgG抗体。检测线6的面积占反应垫4与金标垫3和吸样垫5无重叠部分面积的2/3。检测线6的长度为1cm，宽度为0.8cm。如图5-7A所示，反应垫4正上方的外壳上设有显示窗10。显示窗10的边沿有一根表示质控线7的刻度线（C线），一根表示检测线的刻度线（T线），在检测线区域的不同位置还对应有5根表示疲劳程度的刻度线，分别为L（低等）、M1（中Ⅰ等）、M2（中Ⅱ等）、H1（高Ⅰ等）和H2（高Ⅱ等），分别表示疲劳程度由低到高。在检测试纸的金标垫3上附着有核连蛋白-2单克隆抗体标记的免疫胶体金，免疫胶体金的直径为45nm。样品垫2上附着有维生素C、α-淀粉酶、β-环糊精和聚乙烯吡咯烷酮。

图5-7D所示的疲劳状态检测装置的竖向剖面图，检测试纸的外部套有外壳11，外壳上设置有进样管9，进样管9位于样品垫2的正上方，进样管9下方出口与样品垫2之间设有活动薄片8，活动薄片8能完全覆盖进样管的下方出口。活动薄片的上表面紧贴进样管9，活动薄片的下表面紧贴样品垫2，进样管9的直径小于样品垫2的宽度。活动薄片8的一端通过外壳上的槽口12向外伸出，另一端不露出外壳（与图有差异），活动薄片8为硬质、无渗透性材质的光滑薄片，可从槽口12处灵活抽出。进样管9上方进口处设有密封盖13，进样管9的容积为0.8ml，进样管9底部装有预处理液14（磷酸缓冲溶液或Tris盐酸缓冲溶液），预处理液的体积占进样管9总容积的1/4。

如图5-7B所示，检测试纸具有一定的倾斜角度，样品垫2的高度高于反应垫4的高度。胶体金试纸的各部分与水平线的夹角为10°（与图有差异）。检测试纸的底板1为PVC材质，样品垫2为玻璃纤维膜材质，金标垫3为玻璃纤维膜材质，反应垫4为硝酸纤维膜材质，吸样垫5为吸水滤纸材质。

八、唾液收集提取存储装置

唾液收集提取存储装置属于医疗样本采集与处理技术领域。本实用新型装置结构简单、操作方便，收集唾液时可以防止唾沫飞溅或者流到收集瓶的外面，能有效去除唾液泡沫，密封良好，提取或储存过程中不会造成灰尘污染，并且不会造成唾液因提取过程温度影响造成样本失效。

1. 技术方案　需要解决的技术问题是提供一种唾液收集提取存储装置，其结构简单、操作方便、可以防止唾沫飞溅、有效去除唾液沫、密封良好，并且不会造成唾液因提取过程温度影响造成样本失效。

为解决上述技术问题，本新型装置所采用的技术方案：改进唾液收集提取存储装置，包括瓶体，所述瓶体上端设有锥形敞口，锥形敞口边缘设置有沟槽状的集液嘴。

2. 实施细则　本新型唾液收集提取存储装置结构多方位示意如图5-8所示。

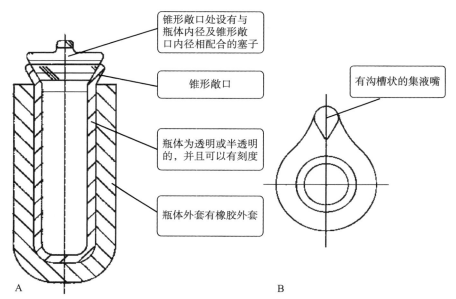

图5-8　本新型唾液收集提取存储装置多方位示意
注：A.瓶体竖向剖面图；B.锥形敞口横向剖面图。

下面结合实施例对本实用新型装置做进一步详细说明。

如图5-8所示，一种唾液收集提取存储装置，包括瓶体、锥形敞口、沟槽状的集液嘴。瓶体为透明或半透明的，这样可以直接观察到瓶体内部唾液的情况，并且瓶体上可以有刻度，就能直接观察到唾液收集量，瓶体设有能做标识的位置，便于对不同种类唾液进行标识。人在疲劳状态下，往往唾液会减少，分泌不多，因此收集疲劳状态下人的唾液比较困难，瓶体上端设有锥形敞口可以有效防止唾液提取过程中唾沫飞溅到玻璃瓶的外壁上或周围的环境中。锥形敞口边缘设置集液嘴，集液嘴为瓦形的沟槽，收集的唾液吐在集液嘴处，唾液会沿集液嘴的沟槽聚集，在唾液的下流聚集过程中唾液沫互相挤压破裂爆开，在唾液进入瓶体前泡沫就破裂成唾液，从而有效去除瓶体内的唾液沫。

为了保证唾液样本的密封保存，防止灰尘与杂质对样本的影响，锥形敞口处设有与瓶体内径及锥形敞口内径相配合的塞子，保证了唾液样本的密封保存。

瓶体外套有橡胶外套，有利于患者取唾液时抓握，从而避免了患者手温对样本的影响，同时避免唾液流到瓶体外壁时，患者抓握瓶体时打滑。

为方便样本提取收集过程中观察瓶体内唾液的容量，所述橡胶外套上还开有纵向长条窗口，对应纵向长条窗口的瓶体上设有收集量下限控制线，便于提取过程中对所需唾液样本的最低需求量进行观察，纵向长条窗口最好为相对瓶体径向对称的2个，利于从不同方向透视观察瓶体内唾液的情况。

本实用新型唾液收集提取存储装置，操作方便，收集唾液时可以防止唾沫飞溅或者流到收集瓶的外面，能有效去除唾液泡沫，密封良好，提取或储存过程中不会造成灰尘污染，并且不会造成唾液因提取过程温度影响造成样本失效。

第六章

疲劳检测研究的应用与未来发展

目前蛋白组学基础上发现有疲劳标志物只是第一步，为了达到用于执法需要和简便快速疲劳检测，还有大量的工作要做。

一、疲劳检测的应用

疲劳具有渐进性、数据难以客观获得、测量方法和评价指标难以量化等特征，导致疲劳检测成为一个复杂的高难度跨学科问题。已有的检测方法研究中，对于疲劳生理信号的检测，灵敏度较高，但有侵入性并需要提取信号粘贴电极；PERCLOS法测量准确率高，对行为特征的检测直观明了，但检测识别的方法复杂，对于瞳孔测量信息提取困难，而对视线方向和嘴部状态等的检测，受个体、光线和生理状况影响差异较大，可靠性及抗干扰性比较差。最新报道的日本芯片技术、美国的车载模块系统等虽提升了检测效率，但因设计复杂和性价比等原因导致普及性不佳。疲劳检测跨越了医学、生理学、分子生物医学、预防医学、计算机技术、影像学等领域，到目前为止，比较所有疲劳检测方法，尚无便捷、可靠、无侵入性同时性价比高的检测方法。

疲劳检测存在指标不稳定问题。以往研究的疲劳相关指标有皮质醇、睾丸素等，均为小分子物质，不稳定，不利于后期疲劳检测的推广应用。目前国内外针对唾液成分变化的研究大部分集中在运动员和士兵唾液代谢产物变化及代谢组学研究，主要集中在对分子量低于1000D的小分子物质的分析。此类小分子激素类和代谢产物类物质的变化虽与疲劳有一定关联性，但易受到饮食和其他健康状况的影响；同时这些小分子标志物往往不具有良好抗原性，不易将精密仪器分析发现的生物标志物改用免疫学或生物传感器等简便方法测定。

本研究响应了BMJ针对医生的工作时长远超过法律允许时间导致医源性伤害的社会问题，呼吁对医生群体进行疲劳研究，本项目疲劳研究队列为急诊科医生，医生的综合性疲劳研究结果比单纯的运动疲劳更具有外延和代表性。本次研究成果的应用一定程度上攻克了疲劳检测缺乏客观手段和指标这一跨学科难题。

本次急诊科医生疲劳队列的蛋白组学结果具有更稳定的优势，发现在分子量2000～15 000D有差异峰，具有待测物成分稳定、体内干扰因素少和检测体系易于转换和普及的特点。蛋白质组学技术不仅可以对各种蛋白质进行量化研究，还包括蛋白质在细胞内外的定位、翻译后修饰、相互作用和功能。另外，由于唾液的易得性和肽类的易检测性，以此为基础的研究更具有应用前景。本研究根据发现的疲劳标志物研发的胶体金探针、蛋白芯片等人体疲劳检测技术及装置，可检测和客观判断疲劳及程度，用于医疗（如手术）、驾驶等关键职业的疲劳管理，将显著减少了因疲劳引发的职业伤害，具有重要社会意义；通过医学、材料科学和企业间的合作与成果转化，疲劳检测市场潜力巨大。本研究的创新与新发现见表6-1。

具体应用：医生的高强度、长时间连续工作导致疲劳失能是医源性伤害的原因之一。通过唾液检测判断医生等是否处于疲劳失能状态，从而依据客观指标建议是否暂停操作或手术。有些处于失能状态的医生自己并没感觉到疲劳，但唾液提供了有力证据，可以一定程度减少医源性伤害和因疲劳引发的职业伤害，同时提高了医生和患者满意度，并能取得了一定的经济效益和良好社会效益。

其他可应用行业：交通执法、职业伤害及医源性伤害预防控制，军事及体育领域、临床与疲劳密切相关疾病等。

表6-1　本研究的创新与新发现

国内外现存问题	项目创新和新发现
疲劳检测技术	疲劳的发生机制比较复杂，国内、外疲劳检测产品目前都不够便捷快速，且检测效能低且价格昂贵和有创操作 已有的疲劳检测技术：采用近红外光谱技术对疲劳评估。提取脑电各节律的相对功率、重心频率对生理性精神疲劳程度变化测定。用蛋白组学方法在疲劳大鼠模型血清中筛选到一个内源性疲劳相关蛋白：α₁-酸性糖蛋白；日本富山大学和企业合作尝试运用蛋白质芯片对运动员进行功能评定等 但目前尚无一个被认可的疲劳程度客观评估标准用于实时无创评估来有效预防和减少因疲劳导致的生命和安全隐患	此次应用Q Exactive Plus高通量质谱蛋白质组学技术大规模筛选疲劳队列唾液样品中的蛋白差异肽峰并做肽谱鉴定，找到了疲劳状态下的稳定、特异的生物标志物和组合。研发出了利用唾液检测人体疲劳的方法，通过检测唾液中特定蛋白含量来确定疲劳和程度；利用抗原抗体的专一性结合原理设计出胶体金探针和蛋白质芯片检测人疲劳状态，使用免疫层析法和快速斑点渗滤法的检测试纸，建立靶标的快速、定性半定量检测。依据客观指标判断是否暂停操作或手术。达到了用客观手段和指标检测疲劳的目的。唾液蛋白方便非侵入性获得，免疫胶体金探针制作成品试纸，成本低廉（人民币5元左右），简单、快速，可通过肉眼观测颜色变化快速判断疲劳，从而减少疲劳引发的职业伤害，一定程度解决了长期以来对疲劳作业立法但无客观指标依据执法的困难
研究结果推广应用	目前国内外针对唾液成分变化的研究大部分集中在运动员和士兵唾液代谢产物变化及代谢组学研究，主要集中在对分子量低于1000D的小分子物质的分析。此类小分子激素类和代谢产物类物质的变化虽与疲劳有一定关联性，但易受到饮食和其他健康状况的影响；同时这些小分子标志物往往不具有良好抗原性，不易将精密仪器分析发现的生物标志物改用免疫学或生物传感器等简便方法测定，以往研究的与疲劳相关的指标有皮质醇、睾丸素、脱氢表雄酮等。此类研究所得指标均为小分子物质，较不稳定，也不利于后期疲劳检测的推广应用	待测物成分稳定、体内干扰因素少和检测体系易于转换和普及。蛋白质组学不仅可以对各种蛋白质进行量化研究，还包括蛋白质在细胞内外的定位、翻译后修饰、相互作用和功能。相对唾液代谢组学研究，另外由于唾液的易得性和肽类的易检测性，以此为基础的研究更具有应用前景。此次研究响应了BMJ针对医生的工作时长远超过法律允许时间导致医源性伤害的社会问题呼吁对医生群体进行疲劳研究，该项目疲劳研究队列为急诊医生，医生的综合性疲劳研究结果比单纯的运动疲劳更具有外延性和代表性

续　表

	国内外现存问题	项目创新和新发现
疲劳检测研究进展	2017年运用蛋白质组学技术从正常人全唾液中检测鉴定出309种蛋白，最多的是功能未知的蛋白占28.7%，免疫相关蛋白21%，其中同蛋白复制和修复相关的蛋白占1.6%，信号传导蛋白占9.7%，代谢相关蛋白占5.2%；疲劳状态下唾液神经节苷脂等（分子量为1563.85D）、皮质醇（分子量362.47D）等可呈规律变化，但未能建立便捷的检测体系	本研究找到29个疲劳密切相关蛋白标志物。证实了唾液中存在可检测到的蛋白标志物作为疲劳标志物，建立了基于蛋白组学的急诊科医生队列唾液生物标志物疲劳判别模型。本次从疲劳人唾液中鉴定出767个蛋白，免疫调节相关的蛋白占30%、炎症因子与炎症反应相关的蛋白占6.67%、代谢相关蛋白占13.33%，与肿瘤相关的蛋白占16.67%，补充了以往研究没能发现的唾液蛋白和疲劳蛋白因子，可建立用于疲劳识别的唾液标识谱

唾液蛋白作为标志物的优点是可以非侵入性的方式大量获得，肽段和蛋白质基本可溶，蛋白质稳定性高，易保存，检测方便可行。蛋白组学基础上发现有疲劳标志物是实现更多疲劳快捷检测方法的理论基础，今后进一步发现有潜在应用价值的蛋白进行结构预测，根据所存在的线性抗原表位，通过高通量的表位肽合成及抗原性评价，制备出更精准的唾液蛋白免疫芯片，在更大规模不同类型疲劳人群疲劳前后样本中进行疲劳标志物效能和应用潜力评估。

研制对疲劳阻断和进行检测的抗体，进一步干预/阻断疲劳抗体的研究生产，能为重大临床疾病（如银屑病、卒中后疲劳、癌性疲劳、抑郁性疲劳等）的早期筛查、复发、预防及治疗开辟新的角度方向。例如，后期可建立疲劳相关疾病筛查模型，可减少职业人群的疲劳伤害，提出合理建议，适用于社区卫生服务中心、各级医院门诊和卫生行政部门的预防管理系统，提供数据挖掘、数据分析、数据维护、知识学习等功能，为辅助临床快速、准确制订科学个性化的疲劳相关疾病治疗方案提供有效途径。

抗疲劳的饮料/药品，将在医学保健、运动及军事领域具有巨大市场前景。

该研究成果拓展了与疲劳相关的多种疾病的认识和防治策略，初步攻克了疲劳客观检测缺乏便捷方法的难题，使相关行业的疲劳管理（如疲劳驾驶管理）成为可能。将有效推动在世界范围内对医疗、职业伤害、交通执法及军事领域的疲劳管理水平，具有重要社会意义和应用前景。

已有的疲劳检测应用研究如下。

二、疲劳检测研究与疾病及免疫的结合

1. IL-1β值变化对缺血性脑卒中后疲劳发生的影响及其干预研究　血清IL-1β水平与缺血性脑卒中后疲劳的关联性研究在国内少有报道，国外报道结论尚未统一。通过前瞻性队列研究，成功收集了不同年龄、不同性别缺血性脑卒中术后的同时期疲劳数据，完善了缺血性脑卒中的疲劳数据库，为后期相关研究提供较为完善的资料。通过发现脑卒中后疲劳与缺血性脑卒中患者血清IL-1β、C反应蛋白（C-reactivre protein，CRP）、同型半胱氨酸（homocysteine，Hcy）水平与长期预后有关，证实了脑卒中后疲劳会对缺血性脑卒中患者长期预后产生不利影响。通过研究为缺血性脑卒中疲劳的机制、鉴定和检测提供了理论依据，同时发现IL-1β可作为缺血性脑卒中患者是否发生缺血性脑卒中后疲劳的指标。证实了应用运动干预方法可改善缺血性脑卒中后疲劳患者患肢运动功能，并能降低IL-1β水平，为治疗缺血性脑卒中后疲劳提供理论依据。

收集病例600例，采集完整病例基本信息、生物标本及疲劳严重程度评分，正确评估研究对象的疲劳状况，通过计算获得缺血性脑卒中患者卒中后疲劳的发生率，与之前的研究结果进行比对，对其疲劳严重程度测评，绘制受试者工作特征曲线，计算IL-1β值预测缺血性脑卒中后疲劳发生的敏感度、特异度、阳性预测值和阴性预测值，发现IL-1β可作为早期预测缺血性脑卒中患者是否发生缺血性脑卒中后疲劳的指标。通过对FSS评分与缺血性脑卒中患者血清IL-1β、CRP、Hcy水平的相关性，用Pearson相关性分析，发现脑卒中后

疲劳可能与缺血性脑卒中患者血清IL-1β、CRP、Hcy水平升高有关，且脑卒中后疲劳会对缺血性脑卒中患者长期预后产生不利影响。观察评价其患肢运动功能及收缩压、舒张压、血糖、总胆固醇、三酰甘油、低密度脂蛋白胆固醇、IL-1β水平变化，发现发生缺血性脑卒中后疲劳的患者IL-1β水平升高，运动疗法干预可改善缺血性脑卒中后疲劳患者患肢运动功能，降低血清IL-1β水平。

缺血性脑卒中后疲劳的影响因素很可能是多维的，可能由生理、心理与生活方式因素等综合作用导致。虽然近年来关于缺血性脑卒中后疲劳的研究逐渐开展，但是需要进行多中心、前瞻性研究以探讨疲乏发生的诱因、频率、加重因素等。由于疲乏是一种复杂现象，仅靠问卷测量还不足以捕捉疲乏的所有信息，因此有必要纳入更为严谨的方法对其进行研究。

2. 免疫调节相关蛋白　通过研究发现的与疲劳密切相关的蛋白中，免疫调节相关蛋白占30%，炎症因子与炎症反应相关蛋白占6.67%，代谢相关蛋白占13.33%，与肿瘤相关的蛋白占16.67%。免疫蛋白、炎症因子、代谢及肿瘤相关蛋白的发现，有助于对疲劳机制的探索。支持和完善了疲劳产生机制，如下丘脑-垂体-肾上腺皮质轴失调、神经-内分泌-免疫网络功能紊乱、外周肌肉力量损耗及由中枢神经系统（CNS）信号通路介导的感知有关，这些发现都为疲劳程度的客观监测提供了潜在靶点；另外，还极大拓展了与疲劳相关的多种疾病的认识思路，对顽固疾病的复发和预防及治疗提供新的方向。

（1）免疫球蛋白κ、免疫球蛋白G3单独指标的诊断效能在70%以上：研究发现，疲劳组较非疲劳组的免疫球蛋白κ、免疫球蛋白G3含量升高，证实了免疫球蛋白在检测疲劳中的价值，可作为后期重点研究的对象。免疫球蛋白与诸多疾病相关，如唐氏综合征、糖尿病、乙肝、原发性干燥综合征，期待通过唾液蛋白组学、基因组学等手段未来可以将唾液作为一种检测样本来诊断预测这类疾病。

（2）丝氨酸蛋白酶抑制蛋白的单独诊断效能为68.9%：丝氨酸蛋白酶抑

制蛋白，在血液凝结、免疫反应、纤溶、炎症和肿瘤抑制等一系列生理病理过程中发挥着重要作用。

（3）代谢相关蛋白：有唾液淀粉酶、线粒体苹果酸脱氢酶、乳酸脱氢酶B链、过氧化氢酶，其中唾液淀粉酶在机体疲劳状态下唾液中含量增加，人在感到疲劳时，血液中的特殊激素糖皮质素的数量就会增加，因此唾液里会分泌出α-淀粉酶，将人的唾液放在芯片上，再将芯片粘贴到仪器上来检测疲劳程度。

（4）通过研究发现的蛋白中值得关注的还有过氧化氢酶：过氧化氢酶清除 H_2O_2 的重要作用可以显现在抗衰老、肿瘤、高血压等诸多方面。H_2O_2 是启动衰老和细胞凋亡的重要因子。这次研究结果提示过氧化氢酶与疲劳也密切相关，同样也更说明了疲劳作为一种非特异的症状不仅存在于许多疾病中（如多发性硬化，肿瘤，脑卒中，系统性红斑狼疮，缺血性心脏病，重型抑郁等），并且也可以作为一个独立症状存在于普通人群中，作为衰老、肿瘤、高血压的一个相关因素独立存在并在其发病机制中起着一定的作用。

（5）与肿瘤相关的蛋白：有膜联蛋白、高尔基体膜蛋白、核苷二磷酸激酶、半胱氨酸蛋白酶抑制剂（cystatin）、生长因子受体结合蛋白2。近期，Bhatti等人通过医生的尿液研究发现，相比于晚上睡觉的人，晚上工作的人DNA损伤的修复程度非常低，这意味着长此以往，晚上工作的人体内的DNA损伤会越积越多，患癌症等疾病的风险大大提升。这一结果佐证了研究中发现与疲劳相关的蛋白同时与肿瘤相关。同时从侧面解释了癌症患者更容易疲劳这一现象。以往对于癌症标志物的提取多为有创，此次研究从唾液中提取出以上蛋白，为后期研究中应用唾液提取相关癌症标志物提供一个无创便捷的诊断方法。

三、疲劳检测研究与检测及临床治疗的结合

1. 对皮质醇、嗜铬粒蛋白A验证　以往研究发现，唾液中皮质醇和嗜铬粒蛋白A与疲劳有关，可作为疲劳的诊断预选标志物。但在研究进展从唾液

中发现的诊断效能较佳的指标不包含皮质醇和嗜铬粒蛋白A。因此研究组再次进行职业疲劳人群唾液中皮质醇和嗜铬粒蛋白A对疲劳的诊断价值验证。

分别采集（河北工程大学附属医院的符合纳入标准的急诊科医生）常规睡眠清醒后的唾液标本和脑电图θ波信息和持续工作18～24小时后的唾液标本和脑电图θ波信息，将收集的唾液低温−70℃储存，取出唾液样本，室温解冻，10000rpm离心5分钟备用。按照说明书分别测定疲劳前和疲劳后样本中嗜铬粒蛋白A、皮质醇含量，与持续工作前后的脑电图出现的Δ波和θ波、α波和β波进行比对。对嗜铬粒蛋白A、皮质醇的诊断疲劳效能进行验证。

工作前后皮质醇含量比较，差异无统计学意义（$t = 0.142$，$P = 0.888$）将脑电图出现疲劳波的医生设为疲劳组，将未出现疲劳波的医生设为非疲劳组。两组皮质醇含量疲劳前后差值比较，差异无统计学意义（$Z = -1.604$，$P = 0.109$）；将所有医生疲劳前后差值与脑电图是否出现疲劳波进行Spearman相关性分析，结果显示，两者相关系数为$r = -0.075$，$P = 0.536$；将脑电图是否出现疲劳波作为"金标准"，分析皮质醇含量疲劳前后差值对于疲劳的诊断价值，结果显示ROC曲线下面积为0.441（图6-1）。

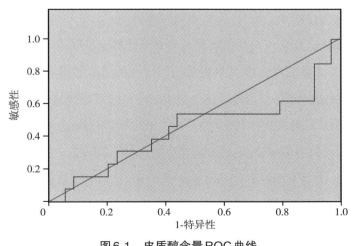

图6-1　皮质醇含量ROC曲线

工作前后嗜铬粒蛋白A含量比较，差异有统计学意义（$t = 2.301$，$P = 0.026$）；将脑电图出现疲劳波的医生设为疲劳组，将未出现疲劳波的医生设为非疲劳组。两组嗜铬粒蛋白A含量疲劳前后差值比较，差异无统计学意义（$Z = -0.274$，$P = 0.784$）；将所有医生疲劳前后差值与脑电图是否出现疲劳波进行Spearman相关性分析，结果显示，两者相关系数为$r = 0.040$，$P = 0.788$；将脑电图是否出现疲劳波作为"金标准"，分析嗜铬粒蛋白A含量疲劳前后差值对于疲劳的诊断价值，结果显示ROC曲线下面积为0.526（图6-2）。

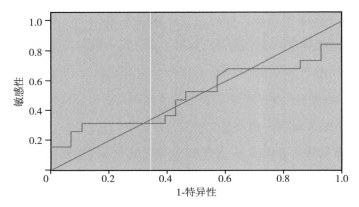

图6-2　嗜铬粒蛋白A含量ROC曲线

2. 唾液提取装置以及对唾液样本的前期处理和提取技术得到改进　成功提取收集疲劳人体的唾液样品是疲劳检测研究的基本关键点，经过摸索改进找到了可行便捷的方法。首先，在收集唾液前一般用生理盐水漱口3次，再用清水漱口3次（每种不应少于2次），每次漱口所用生理盐水或清水的体积为20～30ml，以口腔能够灵活运动为好，每次的漱口时间为25秒左右，漱口所用的生理盐水或清水温度可以是口感舒适的20～35℃。然后将舌上翘或者做咀嚼运动，使唾液在下颌部积聚，通过下唇收缩，使得唾液顺着下唇形成的通道自然流入唾液收集管中。收集唾液0.1～3.0ml，唾液的收集量可以根据从收集到检测的时间间隔确定，只要能够满足每次检测需要即可，如果唾液收集后需要储存时，储藏在-80～-70℃冰箱中。

向收集的唾液中加入吸附剂和蛋白酶抑制剂，吸附剂、蛋白酶抑制剂均按照与唾液的体积比1∶（20～30）加入到唾液收集管中。

以下通过具体实例说明（样品制备和蛋白的提取流程见图6-3）。

（1）取200μl唾液样品用丙酮沉淀方法处理：利用BCA试剂盒测定蛋白浓度，将所有样品混合作为内参（GIS），用于不同组间样品的比较。

（2）还原烷基化，胰蛋白酶酶解，TMT标记：每100μg蛋白加入终浓度为5mmol/L的DTT，室温反应1小时；加入终浓度为12.5mmol/L的吲哚乙酸（IAA），室温暗室反应1小时；加入胰蛋白酶37℃过夜。用200mmol/L的TEAB复溶样品，加入TMT进行标记，室温反应1小时后，加入5%羟胺终止反应。室温放置15分钟后，将样品合并，合并样品用C18柱除盐，真空干燥。

（3）LC-MS/MS分析：将样品溶于0.1%的甲酸-水溶液，进行质谱鉴定。肽段先过预柱（Acclaim PepMap 100，100μm×2cm，C18，5μm，300Å，Thermo，USA），然后洗脱至分析柱（Acclaim PepMap 100，75μm×15cm，C18，3μm，200Å，Thermo，USA）。流动相：A液为0.1%的甲酸-水溶液，B液为0.1%的甲酸-乙腈溶液，流速为300nl/min，分离120分钟。电压设为1500V，毛细管温度为275℃。在阳离子模式下获得质谱，扫描范围为300～2000m/z。

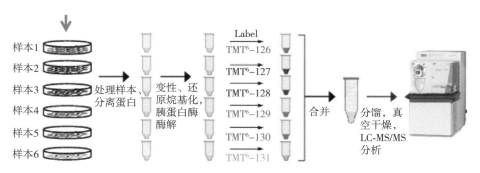

图6-3 样品制备和蛋白的提取流程

（4）蛋白定性和定量：LC-MS/MS数据由Proteome Discover（以下简称"PD"）（v 1.4）分析，肽段和蛋白的鉴定通过离子状态过滤，蛋白鉴定具有99%的可信度，小于1%的错误发现率。PD软件中的报告离子量化器用于对126.1～131.1m/z的TMT报告离子强度进行蛋白定量。

体外化学标记：TMT标记Lysine和N端的自由氨基。

（5）白标记：TMT六标试剂盒126-131，酶解后的肽段取2μl测定浓度，取25μg进行真空干燥。溶于20μl溶解液中，加入10μl的TMT标记试剂。每5个唾液样品为一组，分别标记126-130，131标记内参样品。混匀，室温放置至少1小时。加入8μl 5%的羟胺，15分钟终止反应。将每6个样品（包括内参样品）混合，−80℃冰箱1小时冻干，真空干燥。将样品溶于甲酸＋水的溶液中，配制成终浓度为500ng/μl的样品，上样4μl，收集数据。

（6）肽段水平的预分级：阳离子交换层析Buffe A：0.1%甲酸＋水；Buffe B：0.1%甲酸＋乙腈（图6-4～图6-6）。

利用PD（V1.4）软件进行搜库，鉴定蛋白采用P-value＜0.05，代表蛋白可信度大于95%，说明至少有1个肽段与库中的肽段95%以上匹配。数据以126-130均与131比值的形式输出。

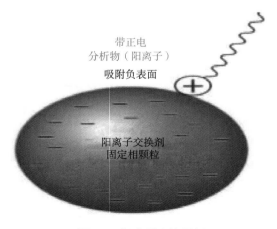

图6-4　阳离子交换层析

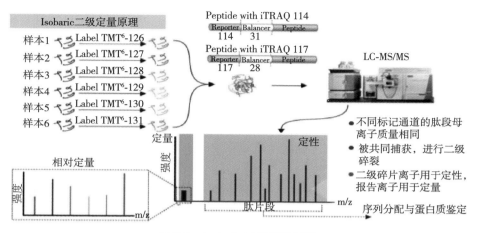

图 6-5　Isolaric 二级定量原理

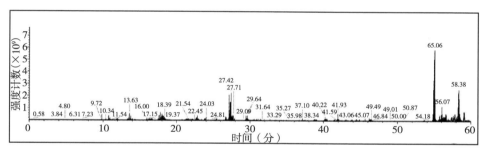

图 6-6　肽段水平的预分级结果

　　疲劳是许多未分化疾病的非特异症状，疲劳标志物目前已知与181种疾病密切相关，是多项疾病发生的预警信号。本项目以前期研究找到的29个疲劳标志物做为抗疲劳靶点，梳理与疲劳症状密切相关的疾病类型，开辟了以抗疲劳为切入点的健康管理新模式；利用知识图谱和疾病-疲劳因子关系量化结果，制订疲劳因子在疲劳—疾病预测模型的相关系数。提出疲劳标志物对疲劳相关疾病潜在筛查价值模型，将前期动物实验及人群试验发现的抗疲劳药材连翘、来源广泛、价格低廉的麦麸及富含生命酶的酵素进行合理组合，对慢病人群进行长期的健康管理，利用本课题组的疲劳及疲劳状态检测专利技术，动态监测慢病人群的疲劳状况和慢病人群的生活质量及相关疾病的发病率和患病率趋势。最终建立基于改善疲劳靶点的，经济可行、可持续、有效的慢病人群健康管理新模式。该模式的成功将会提升整体管理人群的健康水平，产生巨大的经济效益和社会效益。

附录一　质谱检测的767个唾液蛋白表

名称	描　述
A0M8Q6	Ig lambda-7 chain C region OS＝Homo sapiens GN＝IGLC7 PE＝4 SV＝2-［LAC7_HUMAN］
A6NCF6	Putative MAGE domain-containing protein MAGEA13P OS＝Homo sapiens GN＝MAGEA13P PE＝5 SV＝1-［MA13P_HUMAN］
A6NCN2	Putative keratin-87 protein OS＝Homo sapiens GN＝KRT87P PE＝5 SV＝4-［KR87P_HUMAN］
A6NIZ1	Ras-related protein Rap-1b-like protein OS＝Homo sapiens PE＝2 SV＝1-［RP1BL_HUMAN］
A6NJ16	Putative V-set and immunoglobulin domain-containing-like protein IGHV4OR15-8 OS＝Homo sapiens GN＝IGHV4OR15-8 PE＝5 SV＝2-［IV4F8_HUMAN］
A6NMB1	Sialic acid-binding Ig-like lectin 16 OS＝Homo sapiens GN＝SIGLEC16 PE＝2 SV＝3-［SIG16_HUMAN］
A6NMY6	Putative annexin A2-like protein OS＝Homo sapiens GN＝ANXA2P2 PE＝5 SV＝2-［AXA2L_HUMAN］
A8K2U0	Alpha-2-macroglobulin-like protein 1 OS＝Homo sapiens GN＝A2ML1 PE＝1 SV＝3-［A2ML1_HUMAN］
A8MVU1	Putative neutrophil cytosol factor 1C OS＝Homo sapiens GN＝NCF1C PE＝5 SV＝1-［NCF1C_HUMAN］
B2RPK0	Putative high mobility group protein B1-like 1 OS＝Homo sapiens GN＝HMGB1P1 PE＝5 SV＝1-［HGB1A_HUMAN］
B9A064	Immunoglobulin lambda-like polypeptide 5 OS＝Homo sapiens GN＝IGLL5 PE＝2 SV＝2-［IGLL5_HUMAN］
O00299	Chloride intracellular channel protein 1 OS＝Homo sapiens GN＝CLIC1 PE＝1 SV＝4-［CLIC1_HUMAN］
O00391	Sulfhydryl oxidase 1 OS＝Homo sapiens GN＝QSOX1 PE＝1 SV＝3-［QSOX1_HUMAN］

续　表

名称	描　述
O00584	Ribonuclease T2 OS＝Homo sapiens GN＝RNASET2 PE＝1 SV＝2-[RNT2_HUMAN]
O00592	Podocalyxin OS＝Homo sapiens GN＝PODXL PE＝1 SV＝2-[PODXL_HUMAN]
O00602	Ficolin-1 OS＝Homo sapiens GN＝FCN1 PE＝1 SV＝2-[FCN1_HUMAN]
O00748	Cocaine esterase OS＝Homo sapiens GN＝CES2 PE＝1 SV＝1-[EST2_HUMAN]
O00763	Acetyl-CoA carboxylase 2 OS＝Homo sapiens GN＝ACACB PE＝1 SV＝3-[ACACB_HUMAN]
O14604	Thymosin beta-4, Y-chromosomal OS＝Homo sapiens GN＝TMSB4Y PE＝1 SV＝3-[TYB4Y_HUMAN]
O14773	Tripeptidyl-peptidase 1 OS＝Homo sapiens GN＝TPP1 PE＝1 SV＝2-[TPP1_HUMAN]
O15143	Actin-related protein 2/3 complex subunit 1B OS＝Homo sapiens GN＝ARPC1B PE＝1 SV＝3-[ARC1B_HUMAN]
O15144	Actin-related protein 2/3 complex subunit 2 OS＝Homo sapiens GN＝ARPC2 PE＝1 SV＝1-[ARPC2_HUMAN]
O15145	Actin-related protein 2/3 complex subunit 3 OS＝Homo sapiens GN＝ARPC3 PE＝1 SV＝3-[ARPC3_HUMAN]
O15347	High mobility group protein B3 OS＝Homo sapiens GN＝HMGB3 PE＝1 SV＝4-[HMGB3_HUMAN]
O15400	Syntaxin-7 OS＝Homo sapiens GN＝STX7 PE＝1 SV＝4-[STX7_HUMAN]
O15439	Multidrug resistance-associated protein 4 OS＝Homo sapiens GN＝ABCC4 PE＝1 SV＝3-[MRP4_HUMAN]
O15511	Actin-related protein 2/3 complex subunit 5 OS＝Homo sapiens GN＝ARPC5 PE＝1 SV＝3-[ARPC5_HUMAN]
O43240	Kallikrein-10 OS＝Homo sapiens GN＝KLK10 PE＝1 SV＝3-[KLK10_HUMAN]
O43291	Kunitz-type protease inhibitor 2 OS＝Homo sapiens GN＝SPINT2 PE＝1 SV＝2-[SPIT2_HUMAN]
O43490	Prominin-1 OS＝Homo sapiens GN＝PROM1 PE＝1 SV＝1-[PROM1_HUMAN]
O43707	Alpha-actinin-4 OS＝Homo sapiens GN＝ACTN4 PE＝1 SV＝2-[ACTN4_HUMAN]
O43790	Keratin, type Ⅱ cuticular Hb6 OS＝Homo sapiens GN＝KRT86 PE＝1 SV＝1-[KRT86_HUMAN]
O43852	Calumenin OS＝Homo sapiens GN＝CALU PE＝1 SV＝2-[CALU_HUMAN]
O43861	Probable phospholipid-transporting ATPase Ⅱ B OS＝Homo sapiens GN＝ATP9B PE＝2 SV＝4-[ATP9B_HUMAN]

续 表

名称	描 述
O43866	CD5 antigen-like OS＝Homo sapiens GN＝CD5L PE＝1 SV＝1-［CD5L_HUMAN］
O60218	Aldo-keto reductase family 1 member B10 OS＝Homo sapiens GN＝AKR1B10 PE＝1 SV＝2-［AK1BA_HUMAN］
O60235	Transmembrane protease serine 11D OS＝Homo sapiens GN＝TMPRSS11D PE＝1 SV＝1-［TM11D_HUMAN］
O60293	Zinc finger C3H1 domain-containing protein OS＝Homo sapiens GN＝ZFC3H1 PE＝1 SV＝3-［ZC3H1_HUMAN］
O60361	Putative nucleoside diphosphate kinase OS＝Homo sapiens GN＝NME2P1 PE＝5 SV＝1-［NDK8_HUMAN］
O60437	Periplakin OS＝Homo sapiens GN＝PPL PE＝1 SV＝4-［PEPL_HUMAN］
O60814	Histone H2B type 1-K OS＝Homo sapiens GN＝HIST1H2BK PE＝1 SV＝3-［H2B1K_HUMAN］
O60888	Protein CutA OS＝Homo sapiens GN＝CUTA PE＝1 SV＝2-［CUTA_HUMAN］
O75015	Low affinity immunoglobulin gamma Fc region receptor Ⅲ-B OS＝Homo sapiens GN＝FCGR3B PE＝1 SV＝2-［FCG3B_HUMAN］
O75037	Kinesin-like protein KIF21B OS＝Homo sapiens GN＝KIF21B PE＝1 SV＝2-［KI21B_HUMAN］
O75083	WD repeat-containing protein 1 OS＝Homo sapiens GN＝WDR1 PE＝1 SV＝4-［WDR1_HUMAN］
O75084	Frizzled-7 OS＝Homo sapiens GN＝FZD7 PE＝1 SV＝2-［FZD7_HUMAN］
O75150	E3 ubiquitin-protein ligase BRE1B OS＝Homo sapiens GN＝RNF40 PE＝1 SV＝4-［BRE1B_HUMAN］
O75165	DnaJ homolog subfamily C member 13 OS＝Homo sapiens GN＝DNAJC13 PE＝1 SV＝5-［DJC13_HUMAN］
O75367	Core histone macro-H2A.1 OS＝Homo sapiens GN＝H2AFY PE＝1 SV＝4-［H2AY_HUMAN］
O75368	SH3 domain-binding glutamic acid-rich-like protein OS＝Homo sapiens GN＝SH3BGRL PE＝1 SV＝1-［SH3L1_HUMAN］
O75390	Citrate synthase，mitochondrial OS＝Homo sapiens GN＝CS PE＝1 SV＝2-［CISY_HUMAN］
O75503	Ceroid-lipofuscinosis neuronal protein 5 OS＝Homo sapiens GN＝CLN5 PE＝1 SV＝2-［CLN5_HUMAN］

续　表

名称	描　述
O75592	E3 ubiquitin-protein ligase MYCBP2 OS＝Homo sapiens GN＝MYCBP2 PE＝1 SV＝3-［MYCB2_HUMAN］
O75594	Peptidoglycan recognition protein 1 OS＝Homo sapiens GN＝PGLYRP1 PE＝1 SV＝1-［PGRP1_HUMAN］
O75874	Isocitrate dehydrogenase［NADP］cytoplasmic OS＝Homo sapiens GN＝IDH1 PE＝1 SV＝2-［IDHC_HUMAN］
O75882	Attractin OS＝Homo sapiens GN＝ATRN PE＝1 SV＝2-［ATRN_HUMAN］
O75976	Carboxypeptidase D OS＝Homo sapiens GN＝CPD PE＝1 SV＝2-［CBPD_HUMAN］
O76009	Keratin，type Ⅰ cuticular Ha3-Ⅰ OS＝Homo sapiens GN＝KRT33A PE＝2 SV＝2-［KT33A_HUMAN］
O93215	Gag-Pol polyprotein OS＝Human immunodeficiency virus type 1 group M subtype H（isolate 90CF056）GN＝gag-pol PE＝3 SV＝4-［POL_HV190］
O95171	Sciellin OS＝Homo sapiens GN＝SCEL PE＝1 SV＝2-［SCEL_HUMAN］
O95274	Ly6/PLAUR domain-containing protein 3 OS＝Homo sapiens GN＝LYPD3 PE＝1 SV＝2-［LYPD3_HUMAN］
O95395	Beta-1,3-galactosyl-O-glycosyl-glycoprotein beta-1,6-N-acetylglucosaminyltransferase 3 OS＝Homo sapiens GN＝GCNT3 PE＝2 SV＝1-［GCNT3_HUMAN］
O95445	Apolipoprotein M OS＝Homo sapiens GN＝APOM PE＝1 SV＝2-［APOM_HUMAN］
O95467	Neuroendocrine secretory protein 55 OS＝Homo sapiens GN＝GNAS PE＝2 SV＝1-［GNAS3_HUMAN］
O95477	ATP-binding cassette sub-family A member 1 OS＝Homo sapiens GN＝ABCA1 PE＝1 SV＝3-［ABCA1_HUMAN］
O95498	Vascular non-inflammatory molecule 2 OS＝Homo sapiens GN＝VNN2 PE＝1 SV＝3-［VNN2_HUMAN］
O95785	Protein Wiz OS＝Homo sapiens GN＝WIZ PE＝1 SV＝2-［WIZ_HUMAN］
O95817	BAG family molecular chaperone regulator 3 OS＝Homo sapiens GN＝BAG3 PE＝1 SV＝3-［BAG3_HUMAN］
O95994	Anterior gradient protein 2 homolog OS＝Homo sapiens GN＝AGR2 PE＝1 SV＝1-［AGR2_HUMAN］
P00338	L-lactate dehydrogenase A chain OS＝Homo sapiens GN＝LDHA PE＝1 SV＝2-［LDHA_HUMAN］
P00441	Superoxide dismutase［Cu-Zn］OS＝Homo sapiens GN＝SOD1 PE＝1 SV＝2-［SODC_HUMAN］

续 表

名称	描 述
P00450	Ceruloplasmin OS＝Homo sapiens GN＝CP PE＝1 SV＝1-［CERU_HUMAN］
P00491	Purine nucleoside phosphorylase OS＝Homo sapiens GN＝PNP PE＝1 SV＝2-［PNPH_HUMAN］
P00558	Phosphoglycerate kinase 1 OS＝Homo sapiens GN＝PGK1 PE＝1 SV＝3-［PGK1_HUMAN］
P00734	Prothrombin OS＝Homo sapiens GN＝F2 PE＝1 SV＝2-［THRB_HUMAN］
P00738	Haptoglobin OS＝Homo sapiens GN＝HP PE＝1 SV＝1-［HPT_HUMAN］
P00747	Plasminogen OS＝Homo sapiens GN＝PLG PE＝1 SV＝2-［PLMN_HUMAN］
P00751	Complement factor B OS＝Homo sapiens GN＝CFB PE＝1 SV＝2-［CFAB_HUMAN］
P00915	Carbonic anhydrase 1 OS＝Homo sapiens GN＝CA1 PE＝1 SV＝2-［CAH1_HUMAN］
P00918	Carbonic anhydrase 2 OS＝Homo sapiens GN＝CA2 PE＝1 SV＝2-［CAH2_HUMAN］
P01008	Antithrombin-Ⅲ OS＝Homo sapiens GN＝SERPINC1 PE＝1 SV＝1-［ANT3_HUMAN］
P01009	Alpha-1-antitrypsin OS＝Homo sapiens GN＝SERPINA1 PE＝1 SV＝3-［A1AT_HUMAN］
P01011	Alpha-1-antichymotrypsin OS＝Homo sapiens GN＝SERPINA3 PE＝1 SV＝2-［AACT_HUMAN］
P01019	Angiotensinogen OS＝Homo sapiens GN＝AGT PE＝1 SV＝1-［ANGT_HUMAN］
P01023	Alpha-2-macroglobulin OS＝Homo sapiens GN＝A2M PE＝1 SV＝3-［A2MG_HUMAN］
P01024	Complement C3 OS＝Homo sapiens GN＝C3 PE＝1 SV＝2-［CO3_HUMAN］
P01033	Metalloproteinase inhibitor 1 OS＝Homo sapiens GN＝TIMP1 PE＝1 SV＝1-［TIMP1_HUMAN］
P01034	Cystatin-C OS＝Homo sapiens GN＝CST3 PE＝1 SV＝1-［CYTC_HUMAN］
P01036	Cystatin-S OS＝Homo sapiens GN＝CST4 PE＝1 SV＝3-［CYTS_HUMAN］
P01037	Cystatin-SN OS＝Homo sapiens GN＝CST1 PE＝1 SV＝3-［CYTN_HUMAN］
P01040	Cystatin-A OS＝Homo sapiens GN＝CSTA PE＝1 SV＝1-［CYTA_HUMAN］
P01042	Kininogen-1 OS＝Homo sapiens GN＝KNG1 PE＝1 SV＝2-［KNG1_HUMAN］
P01133	Pro-epidermal growth factor OS＝Homo sapiens GN＝EGF PE＝1 SV＝2-［EGF_HUMAN］
P01591	Immunoglobulin J chain OS＝Homo sapiens GN＝JCHAIN PE＝1 SV＝4-［IGJ_HUMAN］

续　表

名称	描　述
P01593	Ig kappa chain V-Ⅰ region AG OS＝Homo sapiens PE＝1 SV＝1-［KV101_HUMAN］
P01594	Ig kappa chain V-Ⅰ region AU OS＝Homo sapiens PE＝1 SV＝1-［KV102_HUMAN］
P01597	Ig kappa chain V-Ⅰ region DEE OS＝Homo sapiens PE＝1 SV＝1-［KV105_HUMAN］
P01599	Immunoglobulin kappa variable 1-17 OS＝Homo sapiens GN＝IGKV1-17 PE＝1 SV＝2-［KV107_HUMAN］
P01601	Ig kappa chain V-ID region 16（Fragment）OS＝Homo sapiens GN＝IGKV1D-16 PE＝4 SV＝2-［KV109_HUMAN］
P01602	Immunoglobulin kappa variable 1-5 OS＝Homo sapiens GN＝IGKV1-5 PE＝1 SV＝2-［KV110_HUMAN］
P01603	Ig kappa chain V-Ⅰ region Ka OS＝Homo sapiens PE＝1 SV＝1-［KV111_HUMAN］
P01605	Ig kappa chain V-Ⅰ region Lay OS＝Homo sapiens PE＝1 SV＝1-［KV113_HUMAN］
P01608	Ig kappa chain V-Ⅰ region Roy OS＝Homo sapiens PE＝1 SV＝1-［KV116_HUMAN］
P01609	Ig kappa chain V-Ⅰ region Scw OS＝Homo sapiens PE＝1 SV＝1-［KV117_HUMAN］
P01612	Ig kappa chain V-Ⅰ region Mev OS＝Homo sapiens PE＝1 SV＝1-［KV120_HUMAN］
P01613	Ig kappa chain V-Ⅰ region Ni OS＝Homo sapiens PE＝1 SV＝1-［KV121_HUMAN］
P01615	Ig kappa chain V-Ⅱ region FR OS＝Homo sapiens PE＝1 SV＝1-［KV202_HUMAN］
P01617	Ig kappa chain V-Ⅱ region TEW OS＝Homo sapiens PE＝1 SV＝1-［KV204_HUMAN］
P01619	Ig kappa chain V-Ⅲ region B6 OS＝Homo sapiens PE＝1 SV＝1-［KV301_HUMAN］
P01620	Ig kappa chain V-Ⅲ region SIE OS＝Homo sapiens PE＝1 SV＝1-［KV302_HUMAN］
P01621	Ig kappa chain V-Ⅲ region NG9（Fragment）OS＝Homo sapiens PE＝2 SV＝1-［KV303_HUMAN］
P01623	Ig kappa chain V-Ⅲ region WOL OS＝Homo sapiens PE＝1 SV＝1-［KV305_HUMAN］
P01624	Ig kappa chain V-Ⅲ region POM OS＝Homo sapiens PE＝1 SV＝1-［KV306_HUMAN］
P01700	Ig lambda chain V-Ⅰ region HA OS＝Homo sapiens PE＝1 SV＝1-［LV102_HUMAN］
P01701	Immunoglobulin lambda variable 1-51 OS＝Homo sapiens GN＝IGLV1-51 PE＝1 SV＝2-［LV151_HUMAN］
P01703	Ig lambda chain V-Ⅰ region NEWM OS＝Homo sapiens PE＝1 SV＝1-［LV105_HUMAN］
P01705	Ig lambda chain V-Ⅱ region NEI OS＝Homo sapiens PE＝1 SV＝1-［LV202_HUMAN］
P01707	Ig lambda chain V-Ⅱ region TRO OS＝Homo sapiens PE＝1 SV＝1-［LV204_HUMAN］
P01708	Ig lambda chain V-Ⅱ region BUR OS＝Homo sapiens PE＝1 SV＝1-［LV205_HUMAN］
P01714	Ig lambda chain V-Ⅲ region SH OS＝Homo sapiens PE＝1 SV＝1-［LV301_HUMAN］

续 表

名称	描 述
P01715	Ig lambda chain V-IV region Bau OS＝Homo sapiens PE＝1 SV＝1-［LV401_HUMAN］
P01717	Ig lambda chain V-IV region Hil OS＝Homo sapiens PE＝1 SV＝1-［LV403_HUMAN］
P01742	Immunoglobulin heavy variable 1-69 OS＝Homo sapiens GN＝IGHV1-69 PE＝1 SV＝2-［HV169_HUMAN］
P01743	Immunoglobulin heavy variable 1-46 OS＝Homo sapiens GN＝IGHV1-46 PE＝1 SV＝2-［HV146_HUMAN］
P01762	Immunoglobulin heavy variable 3-11 OS＝Homo sapiens GN＝IGHV3-11 PE＝1 SV＝2-［HV311_HUMAN］
P01763	Immunoglobulin heavy variable 3-48 OS＝Homo sapiens GN＝IGHV3-48 PE＝1 SV＝2-［HV348_HUMAN］
P01764	Immunoglobulin heavy variable 3-23 OS＝Homo sapiens GN＝IGHV3-23 PE＝1 SV＝2-［HV323_HUMAN］
P01767	Immunoglobulin heavy variable 3-53 OS＝Homo sapiens GN＝IGHV3-53 PE＝1 SV＝2-［HV353_HUMAN］
P01768	Immunoglobulin heavy variable 3-30 OS＝Homo sapiens GN＝IGHV3-30 PE＝1 SV＝2-［HV330_HUMAN］
P01780	Immunoglobulin heavy variable 3-7 OS＝Homo sapiens GN＝IGHV3-7 PE＝1 SV＝2-［HV307_HUMAN］
P01817	Immunoglobulin heavy variable 2-5 OS＝Homo sapiens GN＝IGHV2-5 PE＝1 SV＝2-［HV205_HUMAN］
P01825	Immunoglobulin heavy variable 4-59 OS＝Homo sapiens GN＝IGHV4-59 PE＝1 SV＝2-［HV459_HUMAN］
P01833	Polymeric immunoglobulin receptor OS＝Homo sapiens GN＝PIGR PE＝1 SV＝4-［PIGR_HUMAN］
P01834	Ig kappa chain C region OS＝Homo sapiens GN＝IGKC PE＝1 SV＝1-［IGKC_HUMAN］
P01857	Ig gamma-1 chain C region OS＝Homo sapiens GN＝IGHG1 PE＝1 SV＝1-［IGHG1_HUMAN］
P01859	Ig gamma-2 chain C region OS＝Homo sapiens GN＝IGHG2 PE＝1 SV＝2-［IGHG2_HUMAN］
P01860	Ig gamma-3 chain C region OS＝Homo sapiens GN＝IGHG3 PE＝1 SV＝2-［IGHG3_HUMAN］

续　表

名称	描　述
P01861	Ig gamma-4 chain C region OS＝Homo sapiens GN＝IGHG4 PE＝1 SV＝1-［IGHG4_HUMAN］
P01871	Ig mu chain C region OS＝Homo sapiens GN＝IGHM PE＝1 SV＝3-［IGHM_HUMAN］
P01876	Ig alpha-1 chain C region OS＝Homo sapiens GN＝IGHA1 PE＝1 SV＝2-［IGHA1_HUMAN］
P01877	Ig alpha-2 chain C region OS＝Homo sapiens GN＝IGHA2 PE＝1 SV＝3-［IGHA2_HUMAN］
P02042	Hemoglobin subunit delta OS＝Homo sapiens GN＝HBD PE＝1 SV＝2-［HBD_HUMAN］
P02533	Keratin，type Ⅰ cytoskeletal 14 OS＝Homo sapiens GN＝KRT14 PE＝1 SV＝4-［K1C14_HUMAN］
P02538	Keratin，type Ⅱ cytoskeletal 6A OS＝Homo sapiens GN＝KRT6A PE＝1 SV＝3-［K2C6A_HUMAN］
P02545	Prelamin-A/C OS＝Homo sapiens GN＝LMNA PE＝1 SV＝1-［LMNA_HUMAN］
P02647	Apolipoprotein A-Ⅰ OS＝Homo sapiens GN＝APOA1 PE＝1 SV＝1-［APOA1_HUMAN］
P02652	Apolipoprotein A-Ⅱ OS＝Homo sapiens GN＝APOA2 PE＝1 SV＝1-［APOA2_HUMAN］
P02671	Fibrinogen alpha chain OS＝Homo sapiens GN＝FGA PE＝1 SV＝2-［FIBA_HUMAN］
P02675	Fibrinogen beta chain OS＝Homo sapiens GN＝FGB PE＝1 SV＝2-［FIBB_HUMAN］
P02679	Fibrinogen gamma chain OS＝Homo sapiens GN＝FGG PE＝1 SV＝3-［FIBG_HUMAN］
P02748	Complement component C9 OS＝Homo sapiens GN＝C9 PE＝1 SV＝2-［CO9_HUMAN］
P02749	Beta-2-glycoprotein 1 OS＝Homo sapiens GN＝APOH PE＝1 SV＝3-［APOH_HUMAN］
P02750	Leucine-rich alpha-2-glycoprotein OS＝Homo sapiens GN＝LRG1 PE＝1 SV＝2-［A2GL_HUMAN］
P02751	Fibronectin OS＝Homo sapiens GN＝FN1 PE＝1 SV＝4-［FINC_HUMAN］
P02753	Retinol-binding protein 4 OS＝Homo sapiens GN＝RBP4 PE＝1 SV＝3-［RET4_HUMAN］
P02760	Protein AMBP OS＝Homo sapiens GN＝AMBP PE＝1 SV＝1-［AMBP_HUMAN］
P02763	Alpha-1-acid glycoprotein 1 OS＝Homo sapiens GN＝ORM1 PE＝1 SV＝1-［A1AG1_HUMAN］
P02765	Alpha-2-HS-glycoprotein OS＝Homo sapiens GN＝AHSG PE＝1 SV＝1-［FETUA_HUMAN］

续　表

名称	描　述
P02766	Transthyretin OS＝Homo sapiens GN＝TTR PE＝1 SV＝1-［TTHY_HUMAN］
P02768	Serum albumin OS＝Homo sapiens GN＝ALB PE＝1 SV＝2-［ALBU_HUMAN］
P02774	Vitamin D-binding protein OS＝Homo sapiens GN＝GC PE＝1 SV＝1-［VTDB_ HUMAN］
P02787	Serotransferrin OS＝Homo sapiens GN＝TF PE＝1 SV＝3-［TRFE_HUMAN］
P02788	Lactotransferrin OS＝Homo sapiens GN＝LTF PE＝1 SV＝6-［TRFL_HUMAN］
P02790	Hemopexin OS＝Homo sapiens GN＝HPX PE＝1 SV＝2-［HEMO_HUMAN］
P02808	Statherin OS＝Homo sapiens GN＝STATH PE＝1 SV＝2-［STAT_HUMAN］
P02810	Salivary acidic proline-rich phosphoprotein 1/2 OS＝Homo sapiens GN＝PRH1 PE＝1 SV＝2-［PRPC_HUMAN］
P02812	Basic salivary proline-rich protein 2 OS＝Homo sapiens GN＝PRB2 PE＝1 SV＝3-［PRB2_HUMAN］
P02814	Submaxillary gland androgen-regulated protein 3B OS＝Homo sapiens GN＝SMR3B PE＝1 SV＝2-［SMR3B_HUMAN］
P03519	Matrix protein OS＝Vesicular stomatitis Indiana virus（strain San Juan）GN＝M PE＝1 SV＝1-［MATRX_VSIVA］
P03950	Angiogenin OS＝Homo sapiens GN＝ANG PE＝1 SV＝1-［ANGI_HUMAN］
P03973	Antileukoproteinase OS＝Homo sapiens GN＝SLPI PE＝1 SV＝2-［SLPI_HUMAN］
P04004	Vitronectin OS＝Homo sapiens GN＝VTN PE＝1 SV＝1-［VTNC_HUMAN］
P04040	Catalase OS＝Homo sapiens GN＝CAT PE＝1 SV＝3-［CATA_HUMAN］
P04066	Tissue alpha-L-fucosidase OS＝Homo sapiens GN＝FUCA1 PE＝1 SV＝4-［FUCO_ HUMAN］
P04075	Fructose-bisphosphate aldolase A OS＝Homo sapiens GN＝ALDOA PE＝1 SV＝2-［ALDOA_HUMAN］
P04080	Cystatin-B OS＝Homo sapiens GN＝CSTB PE＝1 SV＝2-［CYTB_HUMAN］
P04083	Annexin A1 OS＝Homo sapiens GN＝ANXA1 PE＝1 SV＝2-［ANXA1_HUMAN］
P04114	Apolipoprotein B-100 OS＝Homo sapiens GN＝APOB PE＝1 SV＝2-［APOB_ HUMAN］
P04155	Trefoil factor 1 OS＝Homo sapiens GN＝TFF1 PE＝1 SV＝1-［TFF1_HUMAN］
P04196	Histidine-rich glycoprotein OS＝Homo sapiens GN＝HRG PE＝1 SV＝1-［HRG_ HUMAN］
P04207	Ig kappa chain V-Ⅲ region CLL OS＝Homo sapiens PE＝4 SV＝2-［KV308_HUMAN］

续　表

名称	描　述
P04208	Ig lambda chain V-Ⅰ region WAH OS＝Homo sapiens PE＝1 SV＝1-［LV106_HUMAN］
P04209	Ig lambda chain V-Ⅱ region NIG-84 OS＝Homo sapiens PE＝1 SV＝1-［LV211_HUMAN］
P04211	Ig lambda chain V region 4A OS＝Homo sapiens PE＝4 SV＝1-［LV001_HUMAN］
P04217	Alpha-1B-glycoprotein OS＝Homo sapiens GN＝A1BG PE＝1 SV＝4-［A1BG_HUMAN］
P04220	Ig mu heavy chain disease protein OS＝Homo sapiens PE＝1 SV＝1-［MUCB_HUMAN］
P04259	Keratin, type Ⅱ cytoskeletal 6B OS＝Homo sapiens GN＝KRT6B PE＝1 SV＝5-［K2C6B_HUMAN］
P04264	Keratin, type Ⅱ cytoskeletal 1 OS＝Homo sapiens GN＝KRT1 PE＝1 SV＝6-［K2C1_HUMAN］
P04406	Glyceraldehyde-3-phosphate dehydrogenase OS＝Homo sapiens GN＝GAPDH PE＝1 SV＝3-［G3P_HUMAN］
P04424	Argininosuccinate lyase OS＝Homo sapiens GN＝ASL PE＝1 SV＝4-［ARLY_HUMAN］
P04430	Ig kappa chain V-Ⅰ region BAN OS＝Homo sapiens PE＝1 SV＝1-［KV122_HUMAN］
P04431	Ig kappa chain V-Ⅰ region Walker OS＝Homo sapiens PE＝1 SV＝1-［KV123_HUMAN］
P04433	Ig kappa chain V-Ⅲ region VG（Fragment）OS＝Homo sapiens PE＝1 SV＝1-［KV309_HUMAN］
P04434	Ig kappa chain V-Ⅲ region VH（Fragment）OS＝Homo sapiens PE＝4 SV＝1-［KV310_HUMAN］
P04632	Calpain small subunit 1 OS＝Homo sapiens GN＝CAPNS1 PE＝1 SV＝1-［CPNS1_HUMAN］
P04745	Alpha-amylase 1 OS＝Homo sapiens GN＝AMY1A PE＝1 SV＝2-［AMY1_HUMAN］
P04746	Pancreatic alpha-amylase OS＝Homo sapiens GN＝AMY2A PE＝1 SV＝2-［AMYP_HUMAN］
P04792	Heat shock protein beta-1 OS＝Homo sapiens GN＝HSPB1 PE＝1 SV＝2-［HSPB1_HUMAN］
P04839	Cytochrome b-245 heavy chain OS＝Homo sapiens GN＝CYBB PE＝1 SV＝2-［CY24B_HUMAN］
P05067	Amyloid beta A4 protein OS＝Homo sapiens GN＝APP PE＝1 SV＝3-［A4_HUMAN］
P05089	Arginase-1 OS＝Homo sapiens GN＝ARG1 PE＝1 SV＝2-［ARGI1_HUMAN］

名称	描　述
P05107	Integrin beta-2 OS＝Homo sapiens GN＝ITGB2 PE＝1 SV＝2-［ITB2_HUMAN］
P05109	Protein S100-A8 OS＝Homo sapiens GN＝S100A8 PE＝1 SV＝1-［S10A8_HUMAN］
P05120	Plasminogen activator inhibitor 2 OS＝Homo sapiens GN＝SERPINB2 PE＝1 SV＝2-［PAI2_HUMAN］
P05154	Plasma serine protease inhibitor OS＝Homo sapiens GN＝SERPINA5 PE＝1 SV＝3-［IPSP_HUMAN］
P05155	Plasma protease C1 inhibitor OS＝Homo sapiens GN＝SERPING1 PE＝1 SV＝2-［IC1_HUMAN］
P05164	Myeloperoxidase OS＝Homo sapiens GN＝MPO PE＝1 SV＝1-［PERM_HUMAN］
P05204	Non-histone chromosomal protein HMG-17 OS＝Homo sapiens GN＝HMGN2 PE＝1 SV＝3-［HMGN2_HUMAN］
P06310	Ig kappa chain V- Ⅱ region RPMI 6410 OS＝Homo sapiens PE＝4 SV＝1-［KV206_HUMAN］
P06311	Ig kappa chain V- Ⅲ region IARC/BL41 OS＝Homo sapiens PE＝4 SV＝1-［KV311_HUMAN］
P06312	Immunoglobulin kappa variable 4-1 OS＝Homo sapiens GN＝IGKV4-1 PE＝1 SV＝1-［KV401_HUMAN］
P06318	Ig lambda chain V- Ⅵ region WLT OS＝Homo sapiens PE＝1 SV＝1-［LV604_HUMAN］
P06396	Gelsolin OS＝Homo sapiens GN＝GSN PE＝1 SV＝1-［GELS_HUMAN］
P06576	ATP synthase subunit beta，mitochondrial OS＝Homo sapiens GN＝ATP5B PE＝1 SV＝3-［ATPB_HUMAN］
P06702	Protein S100-A9 OS＝Homo sapiens GN＝S100A9 PE＝1 SV＝1-［S10A9_HUMAN］
P06703	Protein S100-A6 OS＝Homo sapiens GN＝S100A6 PE＝1 SV＝1-［S10A6_HUMAN］
P06731	Carcinoembryonic antigen-related cell adhesion molecule 5 OS＝Homo sapiens GN＝CEACAM5 PE＝1 SV＝3-［CEAM5_HUMAN］
P06733	Alpha-enolase OS＝Homo sapiens GN＝ENO1 PE＝1 SV＝2-［ENOA_HUMAN］
P06737	Glycogen phosphorylase，liver form OS＝Homo sapiens GN＝PYGL PE＝1 SV＝4-［PYGL_HUMAN］
P06744	Glucose-6-phosphate isomerase OS＝Homo sapiens GN＝GPI PE＝1 SV＝4-［G6PI_HUMAN］
P06753	Tropomyosin alpha-3 chain OS＝Homo sapiens GN＝TPM3 PE＝1 SV＝2-［TPM3_HUMAN］

续　表

名称	描　述
P06865	Beta-hexosaminidase subunit alpha OS＝Homo sapiens GN＝HEXA PE＝1 SV＝2-［HEXA_HUMAN］
P06870	Kallikrein-1 OS＝Homo sapiens GN＝KLK1 PE＝1 SV＝2-［KLK1_HUMAN］
P06899	Histone H2B type 1-J OS＝Homo sapiens GN＝HIST1H2BJ PE＝1 SV＝3-［H2B1J_HUMAN］
P07108	Acyl-CoA-binding protein OS＝Homo sapiens GN＝DBI PE＝1 SV＝2-［ACBP_HUMAN］
P07195	L-lactate dehydrogenase B chain OS＝Homo sapiens GN＝LDHB PE＝1 SV＝2-［LDHB_HUMAN］
P07237	Protein disulfide-isomerase OS＝Homo sapiens GN＝P4HB PE＝1 SV＝3-［PDIA1_HUMAN］
P07305	Histone H1.0 OS＝Homo sapiens GN＝H1F0 PE＝1 SV＝3-［H10_HUMAN］
P07339	Cathepsin D OS＝Homo sapiens GN＝CTSD PE＝1 SV＝1-［CATD_HUMAN］
P07384	Calpain-1 catalytic subunit OS＝Homo sapiens GN＝CAPN1 PE＝1 SV＝1-［CAN1_HUMAN］
P07476	Involucrin OS＝Homo sapiens GN＝IVL PE＝1 SV＝2-［INVO_HUMAN］
P07477	Trypsin-1 OS＝Homo sapiens GN＝PRSS1 PE＝1 SV＝1-［TRY1_HUMAN］
P07602	Prosaposin OS＝Homo sapiens GN＝PSAP PE＝1 SV＝2-［SAP_HUMAN］
P07686	Beta-hexosaminidase subunit beta OS＝Homo sapiens GN＝HEXB PE＝1 SV＝3-［HEXB_HUMAN］
P07737	Profilin-1 OS＝Homo sapiens GN＝PFN1 PE＝1 SV＝2-［PROF1_HUMAN］
P07858	Cathepsin B OS＝Homo sapiens GN＝CTSB PE＝1 SV＝3-［CATB_HUMAN］
P07873	Matrix protein OS＝Human parainfluenza 3 virus（strain Wash/47885/57）GN＝M PE＝2 SV＝1-［MATRX_PI3H4］
P07910	Heterogeneous nuclear ribonucleoproteins C1/C2 OS＝Homo sapiens GN＝HNRNPC PE＝1 SV＝4-［HNRPC_HUMAN］
P08118	Beta-microseminoprotein OS＝Homo sapiens GN＝MSMB PE＝1 SV＝1-［MSMB_HUMAN］
P08134	Rho-related GTP-binding protein RhoC OS＝Homo sapiens GN＝RHOC PE＝1 SV＝1-［RHOC_HUMAN］
P08238	Heat shock protein HSP 90-beta OS＝Homo sapiens GN＝HSP90AB1 PE＝1 SV＝4-［HS90B_HUMAN］

名称	描 述
P08246	Neutrophil elastase OS＝Homo sapiens GN＝ELANE PE＝1 SV＝1-［ELNE_HUMAN］
P08311	Cathepsin G OS＝Homo sapiens GN＝CTSG PE＝1 SV＝2-［CATG_HUMAN］
P08571	Monocyte differentiation antigen CD14 OS＝Homo sapiens GN＝CD14 PE＝1 SV＝2-［CD14_HUMAN］
P08582	Melanotransferrin OS＝Homo sapiens GN＝MELTF PE＝1 SV＝2-［TRFM_HUMAN］
P08603	Complement factor H OS＝Homo sapiens GN＝CFH PE＝1 SV＝4-［CFAH_HUMAN］
P08637	Low affinity immunoglobulin gamma Fc region receptor Ⅲ-A OS＝Homo sapiens GN＝FCGR3A PE＝1 SV＝2-［FCG3A_HUMAN］
P08670	Vimentin OS＝Homo sapiens GN＝VIM PE＝1 SV＝4-［VIME_HUMAN］
P08697	Alpha-2-antiplasmin OS＝Homo sapiens GN＝SERPINF2 PE＝1 SV＝3-［A2AP_HUMAN］
P08727	Keratin，type Ⅰ cytoskeletal 19 OS＝Homo sapiens GN＝KRT19 PE＝1 SV＝4-［K1C19_HUMAN］
P08779	Keratin，type Ⅰ cytoskeletal 16 OS＝Homo sapiens GN＝KRT16 PE＝1 SV＝4-［K1C16_HUMAN］
P09211	Glutathione S-transferase P OS＝Homo sapiens GN＝GSTP1 PE＝1 SV＝2-［GSTP1_HUMAN］
P09228	Cystatin-SA OS＝Homo sapiens GN＝CST2 PE＝1 SV＝1-［CYTT_HUMAN］
P09429	High mobility group protein B1 OS＝Homo sapiens GN＝HMGB1 PE＝1 SV＝3-［HMGB1_HUMAN］
P09668	Pro-cathepsin H OS＝Homo sapiens GN＝CTSH PE＝1 SV＝4-［CATH_HUMAN］
P09758	Tumor-associated calcium signal transducer 2 OS＝Homo sapiens GN＝TACSTD2 PE＝1 SV＝3-［TACD2_HUMAN］
P09871	Complement C1s subcomponent OS＝Homo sapiens GN＝C1S PE＝1 SV＝1-［C1S_HUMAN］
P09958	Furin OS＝Homo sapiens GN＝FURIN PE＝1 SV＝2-［FURIN_HUMAN］
P09960	Leukotriene A-4 hydrolase OS＝Homo sapiens GN＝LTA4H PE＝1 SV＝2-［LKHA4_HUMAN］
P09972	Fructose-bisphosphate aldolase C OS＝Homo sapiens GN＝ALDOC PE＝1 SV＝2-［ALDOC_HUMAN］
P0C0L4	Complement C4-A OS＝Homo sapiens GN＝C4A PE＝1 SV＝2-［CO4A_HUMAN］
P0C0S5	Histone H2AZ OS＝Homo sapiens GN＝H2AFZ PE＝1 SV＝2-［H2AZ_HUMAN］

续 表

名称	描 述
P0C744	Tripartite terminase subunit 3 OS＝Epstein-Barr virus（strain AG876）GN＝TRM3 PE＝3 SV＝1-［TRM3_EBVA8］
P0C7U0	Protein ELFN1 OS＝Homo sapiens GN＝ELFN1 PE＝1 SV＝2-［ELFN1_HUMAN］
P0CG04	Ig lambda-1 chain C regions OS＝Homo sapiens GN＝IGLC1 PE＝1 SV＝1-［LAC1_HUMAN］
P0CG05	Ig lambda-2 chain C regions OS＝Homo sapiens GN＝IGLC2 PE＝1 SV＝1-［LAC2_HUMAN］
P0CG39	POTE ankyrin domain family member J OS＝Homo sapiens GN＝POTEJ PE＝3 SV＝1-［POTEJ_HUMAN］
P0CG48	Polyubiquitin-C OS＝Homo sapiens GN＝UBC PE＝1 SV＝3-［UBC_HUMAN］
P0DJI8	Serum amyloid A-1 protein OS＝Homo sapiens GN＝SAA1 PE＝1 SV＝1-［SAA1_HUMAN］
P0DMV9	Heat shock 70 kDa protein 1B OS＝Homo sapiens GN＝HSPA1B PE＝1 SV＝1-［HS71B_HUMAN］
P10153	Non-secretory ribonuclease OS＝Homo sapiens GN＝RNASE2 PE＝1 SV＝2-［RNAS2_HUMAN］
P10412	Histone H1.4 OS＝Homo sapiens GN＝HIST1H1E PE＝1 SV＝2-［H14_HUMAN］
P10589	COUP transcription factor 1 OS＝Homo sapiens GN＝NR2F1 PE＝1 SV＝1-［COT1_HUMAN］
P10599	Thioredoxin OS＝Homo sapiens GN＝TXN PE＝1 SV＝3-［THIO_HUMAN］
P10619	Lysosomal protective protein OS＝Homo sapiens GN＝CTSA PE＝1 SV＝2-［PPGB_HUMAN］
P10644	cAMP-dependent protein kinase type I-alpha regulatory subunit OS＝Homo sapiens GN＝PRKAR1A PE＝1 SV＝1-［KAP0_HUMAN］
P10909	Clusterin OS＝Homo sapiens GN＝CLU PE＝1 SV＝1-［CLUS_HUMAN］
P11021	78 kDa glucose-regulated protein OS＝Homo sapiens GN＝HSPA5 PE＝1 SV＝2-［GRP78_HUMAN］
P11142	Heat shock cognate 71 kDa protein OS＝Homo sapiens GN＝HSPA8 PE＝1 SV＝1-［HSP7C_HUMAN］
P11215	Integrin alpha-M OS＝Homo sapiens GN＝ITGAM PE＝1 SV＝2-［ITAM_HUMAN］
P11279	Lysosome-associated membrane glycoprotein 1 OS＝Homo sapiens GN＝LAMP1 PE＝1 SV＝3-［LAMP1_HUMAN］

续 表

名称	描 述
P11413	Glucose-6-phosphate 1-dehydrogenase OS＝Homo sapiens GN＝G6PD PE＝1 SV＝4-[G6PD_HUMAN]
P12035	Keratin, type Ⅱ cytoskeletal 3 OS＝Homo sapiens GN＝KRT3 PE＝1 SV＝3-[K2C3_HUMAN]
P12109	Collagen alpha-1(Ⅵ)chain OS＝Homo sapiens GN＝COL6A1 PE＝1 SV＝3-[CO6A1_HUMAN]
P12110	Collagen alpha-2(Ⅵ)chain OS＝Homo sapiens GN＝COL6A2 PE＝1 SV＝4-[CO6A2_HUMAN]
P12259	Coagulation factor V OS＝Homo sapiens GN＝F5 PE＝1 SV＝4-[FA5_HUMAN]
P12273	Prolactin-inducible protein OS＝Homo sapiens GN＝PIP PE＝1 SV＝1-[PIP_HUMAN]
P12451	Gag-Pol polyprotein OS＝Human immunodeficiency virus type 2 subtype A(isolate SBLISY) GN＝gag-pol PE＝3 SV＝3-[POL_HV2SB]
P12724	Eosinophil cationic protein OS＝Homo sapiens GN＝RNASE3 PE＝1 SV＝2-[ECP_HUMAN]
P12814	Alpha-actinin-1 OS＝Homo sapiens GN＝ACTN1 PE＝1 SV＝2-[ACTN1_HUMAN]
P12830	Cadherin-1 OS＝Homo sapiens GN＝CDH1 PE＝1 SV＝3-[CADH1_HUMAN]
P13473	Lysosome-associated membrane glycoprotein 2 OS＝Homo sapiens GN＝LAMP2 PE＝1 SV＝2-[LAMP2_HUMAN]
P13639	Elongation factor 2 OS＝Homo sapiens GN＝EEF2 PE＝1 SV＝4-[EF2_HUMAN]
P13645	Keratin,type Ⅰ cytoskeletal 10 OS＝Homo sapiens GN＝KRT10 PE＝1 SV＝6-[K1C10_HUMAN]
P13646	Keratin, type Ⅰ cytoskeletal 13 OS＝Homo sapiens GN＝KRT13 PE＝1 SV＝4-[K1C13_HUMAN]
P13647	Keratin, type Ⅱ cytoskeletal 5 OS＝Homo sapiens GN＝KRT5 PE＝1 SV＝3-[K2C5_HUMAN]
P13796	Plastin-2 OS＝Homo sapiens GN＝LCP1 PE＝1 SV＝6-[PLSL_HUMAN]
P13797	Plastin-3 OS＝Homo sapiens GN＝PLS3 PE＝1 SV＝4-[PLST_HUMAN]
P13888	Non-structural polyprotein(Fragment)OS＝Ross river virus(strain T48)PE＝2 SV＝1-[POLN_RRVT]
P13987	CD59 glycoprotein OS＝Homo sapiens GN＝CD59 PE＝1 SV＝1-[CD59_HUMAN]
P14174	Macrophage migration inhibitory factor OS＝Homo sapiens GN＝MIF PE＝1 SV＝4-[MIF_HUMAN]

续　表

名称	描　述
P14415	Sodium/potassium-transporting ATPase subunit beta-2 OS＝Homo sapiens GN＝ATP1B2 PE＝1 SV＝3-［AT1B2_HUMAN］
P14618	Pyruvate kinase PKM OS＝Homo sapiens GN＝PKM PE＝1 SV＝4-［KPYM_HUMAN］
P14780	Matrix metalloproteinase-9 OS＝Homo sapiens GN＝MMP9 PE＝1 SV＝3-［MMP9_HUMAN］
P14923	Junction plakoglobin OS＝Homo sapiens GN＝JUP PE＝1 SV＝3-［PLAK_HUMAN］
P15137	Early E3 20.3 kDa glycoprotein OS＝Human adenovirus B serotype 35 PE＝3 SV＝1-［E320_ADE35］
P15144	Aminopeptidase N OS＝Homo sapiens GN＝ANPEP PE＝1 SV＝4-［AMPN_HUMAN］
P15153	Ras-related C3 botulinum toxin substrate 2 OS＝Homo sapiens GN＝RAC2 PE＝1 SV＝1-［RAC2_HUMAN］
P15259	Phosphoglycerate mutase 2 OS＝Homo sapiens GN＝PGAM2 PE＝1 SV＝3-［PGAM2_HUMAN］
P15291	Beta-1,4-galactosyltransferase 1 OS＝Homo sapiens GN＝B4GALT1 PE＝1 SV＝5-［B4GT1_HUMAN］
P15311	Ezrin OS＝Homo sapiens GN＝EZR PE＝1 SV＝4-［EZRI_HUMAN］
P15328	Folate receptor alpha OS＝Homo sapiens GN＝FOLR1 PE＝1 SV＝3-［FOLR1_HUMAN］
P15515	Histatin-1 OS＝Homo sapiens GN＝HTN1 PE＝1 SV＝2-［HIS1_HUMAN］
P15516	Histatin-3 OS＝Homo sapiens GN＝HTN3 PE＝1 SV＝2-［HIS3_HUMAN］
P15531	Nucleoside diphosphate kinase A OS＝Homo sapiens GN＝NME1 PE＝1 SV＝1-［NDKA_HUMAN］
P15814	Immunoglobulin lambda-like polypeptide 1 OS＝Homo sapiens GN＝IGLL1 PE＝1 SV＝1-［IGLL1_HUMAN］
P15907	Beta-galactoside alpha-2,6-sialyltransferase 1 OS＝Homo sapiens GN＝ST6GAL1 PE＝1 SV＝1-［SIAT1_HUMAN］
P15924	Desmoplakin OS＝Homo sapiens GN＝DSP PE＝1 SV＝3-［DESP_HUMAN］
P15941	Mucin-1 OS＝Homo sapiens GN＝MUC1 PE＝1 SV＝3-［MUC1_HUMAN］
P16070	CD44 antigen OS＝Homo sapiens GN＝CD44 PE＝1 SV＝3-［CD44_HUMAN］
P16401	Histone H1.5 OS＝Homo sapiens GN＝HIST1H1B PE＝1 SV＝3-［H15_HUMAN］
P16403	Histone H1.2 OS＝Homo sapiens GN＝HIST1H1C PE＝1 SV＝2-［H12_HUMAN］
P16870	Carboxypeptidase E OS＝Homo sapiens GN＝CPE PE＝1 SV＝1-［CBPE_HUMAN］

续　表

名称	描　述
P16930	Fumarylacetoacetase OS＝Homo sapiens GN＝FAH PE＝1 SV＝2-[FAAA_HUMAN]
P17096	High mobility group protein HMG-I/HMG-Y OS＝Homo sapiens GN＝HMGA1 PE＝1 SV＝3-[HMGA1_HUMAN]
P17213	Bactericidal permeability-increasing protein OS＝Homo sapiens GN＝BPI PE＝1 SV＝4-[BPI_HUMAN]
P17900	Ganglioside GM2 activator OS＝Homo sapiens GN＝GM2A PE＝1 SV＝4-[SAP3_HUMAN]
P17931	Galectin-3 OS＝Homo sapiens GN＝LGALS3 PE＝1 SV＝5-[LEG3_HUMAN]
P18135	Ig kappa chain V-Ⅲ region HAH OS＝Homo sapiens PE＝2 SV＝1-[KV312_HUMAN]
P18206	Vinculin OS＝Homo sapiens GN＝VCL PE＝1 SV＝4-[VINC_HUMAN]
P18510	Interleukin-1 receptor antagonist protein OS＝Homo sapiens GN＝IL1RN PE＝1 SV＝1-[IL1RA_HUMAN]
P18669	Phosphoglycerate mutase 1 OS＝Homo sapiens GN＝PGAM1 PE＝1 SV＝2-[PGAM1_HUMAN]
P19013	Keratin，type Ⅱ cytoskeletal 4 OS＝Homo sapiens GN＝KRT4 PE＝1 SV＝4-[K2C4_HUMAN]
P19021	Peptidyl-glycine alpha-amidating monooxygenase OS＝Homo sapiens GN＝PAM PE＝1 SV＝2-[AMD_HUMAN]
P19105	Myosin regulatory light chain 12A OS＝Homo sapiens GN＝MYL12A PE＝1 SV＝2-[ML12A_HUMAN]
P19652	Alpha-1-acid glycoprotein 2 OS＝Homo sapiens GN＝ORM2 PE＝1 SV＝2-[A1AG2_HUMAN]
P19823	Inter-alpha-trypsin inhibitor heavy chain H2 OS＝Homo sapiens GN＝ITIH2 PE＝1 SV＝2-[ITIH2_HUMAN]
P19827	Inter-alpha-trypsin inhibitor heavy chain H1 OS＝Homo sapiens GN＝ITIH1 PE＝1 SV＝3-[ITIH1_HUMAN]
P19957	Elafin OS＝Homo sapiens GN＝PI3 PE＝1 SV＝3-[ELAF_HUMAN]
P19961	Alpha-amylase 2B OS＝Homo sapiens GN＝AMY2B PE＝1 SV＝1-[AMY2B_HUMAN]
P20061	Transcobalamin-1 OS＝Homo sapiens GN＝TCN1 PE＝1 SV＝2-[TCO1_HUMAN]
P20160	Azurocidin OS＝Homo sapiens GN＝AZU1 PE＝1 SV＝3-[CAP7_HUMAN]
P20700	Lamin-B1 OS＝Homo sapiens GN＝LMNB1 PE＝1 SV＝2-[LMNB1_HUMAN]

续　表

名称	描　述
P20810	Calpastatin OS＝Homo sapiens GN＝CAST PE＝1 SV＝4-［ICAL_HUMAN］
P20827	Ephrin-A1 OS＝Homo sapiens GN＝EFNA1 PE＝1 SV＝2-［EFNA1_HUMAN］
P20930	Filaggrin OS＝Homo sapiens GN＝FLG PE＝1 SV＝3-［FILA_HUMAN］
P21128	Poly（U）-specific endoribonuclease OS＝Homo sapiens GN＝ENDOU PE＝1 SV＝2-［ENDOU_HUMAN］
P21333	Filamin-A OS＝Homo sapiens GN＝FLNA PE＝1 SV＝4-［FLNA_HUMAN］
P21926	CD9 antigen OS＝Homo sapiens GN＝CD9 PE＝1 SV＝4-［CD9_HUMAN］
P22079	Lactoperoxidase OS＝Homo sapiens GN＝LPO PE＝1 SV＝2-［PERL_HUMAN］
P22105	Tenascin-X OS＝Homo sapiens GN＝TNXB PE＝1 SV＝4-［TENX_HUMAN］
P22314	Ubiquitin-like modifier-activating enzyme 1 OS＝Homo sapiens GN＝UBA1 PE＝1 SV＝3-［UBA1_HUMAN］
P22392	Nucleoside diphosphate kinase B OS＝Homo sapiens GN＝NME2 PE＝1 SV＝1-［NDKB_HUMAN］
P22528	Cornifin-B OS＝Homo sapiens GN＝SPRR1B PE＝1 SV＝2-［SPR1B_HUMAN］
P22532	Small proline-rich protein 2D OS＝Homo sapiens GN＝SPRR2D PE＝2 SV＝2-［SPR2D_HUMAN］
P22626	Heterogeneous nuclear ribonucleoproteins A2/B1 OS＝Homo sapiens GN＝HNRNPA2B1 PE＝1 SV＝2-［ROA2_HUMAN］
P22894	Neutrophil collagenase OS＝Homo sapiens GN＝MMP8 PE＝1 SV＝1-［MMP8_HUMAN］
P23141	Liver carboxylesterase 1 OS＝Homo sapiens GN＝CES1 PE＝1 SV＝2-［EST1_HUMAN］
P23280	Carbonic anhydrase 6 OS＝Homo sapiens GN＝CA6 PE＝1 SV＝3-［CAH6_HUMAN］
P23284	Peptidyl-prolyl cis-trans isomerase B OS＝Homo sapiens GN＝PPIB PE＝1 SV＝2-［PPIB_HUMAN］
P23528	Cofilin-1 OS＝Homo sapiens GN＝CFL1 PE＝1 SV＝3-［COF1_HUMAN］
P24158	Myeloblastin OS＝Homo sapiens GN＝PRTN3 PE＝1 SV＝3-［PRTN3_HUMAN］
P24534	Elongation factor 1-beta OS＝Homo sapiens GN＝EEF1B2 PE＝1 SV＝3-［EF1B_HUMAN］
P25311	Zinc-alpha-2-glycoprotein OS＝Homo sapiens GN＝AZGP1 PE＝1 SV＝2-［ZA2G_HUMAN］

续 表

名称	描 述
P25685	DnaJ homolog subfamily B member 1 OS＝Homo sapiens GN＝DNAJB1 PE＝1 SV＝4-［DNJB1_HUMAN］
P25774	Cathepsin S OS＝Homo sapiens GN＝CTSS PE＝1 SV＝3-［CATS_HUMAN］
P25789	Proteasome subunit alpha type-4 OS＝Homo sapiens GN＝PSMA4 PE＝1 SV＝1-［PSA4_HUMAN］
P25815	Protein S100-P OS＝Homo sapiens GN＝S100P PE＝1 SV＝2-［S100P_HUMAN］
P26038	Moesin OS＝Homo sapiens GN＝MSN PE＝1 SV＝3-［MOES_HUMAN］
P26447	Protein S100-A4 OS＝Homo sapiens GN＝S100A4 PE＝1 SV＝1-［S10A4_HUMAN］
P26583	High mobility group protein B2 OS＝Homo sapiens GN＝HMGB2 PE＝1 SV＝2-［HMGB2_HUMAN］
P26641	Elongation factor 1-gamma OS＝Homo sapiens GN＝EEF1G PE＝1 SV＝3-［EF1G_HUMAN］
P27169	Serum paraoxonase/arylesterase 1 OS＝Homo sapiens GN＝PON1 PE＝1 SV＝3-［PON1_HUMAN］
P27216	Annexin A13 OS＝Homo sapiens GN＝ANXA13 PE＝1 SV＝3-［ANX13_HUMAN］
P27348	14-3-3 protein theta OS＝Homo sapiens GN＝YWHAQ PE＝1 SV＝1-［1433T_HUMAN］
P27482	Calmodulin-like protein 3 OS＝Homo sapiens GN＝CALML3 PE＝1 SV＝2-［CALL3_HUMAN］
P27487	Dipeptidyl peptidase 4 OS＝Homo sapiens GN＝DPP4 PE＝1 SV＝2-［DPP4_HUMAN］
P27797	Calreticulin OS＝Homo sapiens GN＝CALR PE＝1 SV＝1-［CALR_HUMAN］
P27824	Calnexin OS＝Homo sapiens GN＝CANX PE＝1 SV＝2-［CALX_HUMAN］
P28325	Cystatin-D OS＝Homo sapiens GN＝CST5 PE＝1 SV＝1-［CYTD_HUMAN］
P28799	Granulins OS＝Homo sapiens GN＝GRN PE＝1 SV＝2-［GRN_HUMAN］
P29034	Protein S100-A2 OS＝Homo sapiens GN＝S100A2 PE＝1 SV＝3-［S10A2_HUMAN］
P29361	14-3-3 protein zeta/delta OS＝Ovis aries GN＝YWHAZ PE＝1 SV＝1-［1433Z_SHEEP］
P29401	Transketolase OS＝Homo sapiens GN＝TKT PE＝1 SV＝3-［TKT_HUMAN］
P29508	Serpin B3 OS＝Homo sapiens GN＝SERPINB3 PE＝1 SV＝2-［SPB3_HUMAN］
P29966	Myristoylated alanine-rich C-kinase substrate OS＝Homo sapiens GN＝MARCKS PE＝1 SV＝4-［MARCS_HUMAN］
P30041	Peroxiredoxin-6 OS＝Homo sapiens GN＝PRDX6 PE＝1 SV＝3-［PRDX6_HUMAN］

续　表

名称	描　述
P30044	Peroxiredoxin-5, mitochondrial OS＝Homo sapiens GN＝PRDX5 PE＝1 SV＝4-［PRDX5_HUMAN］
P30086	Phosphatidylethanolamine-binding protein 1 OS＝Homo sapiens GN＝PEBP1 PE＝1 SV＝3-［PEBP1_HUMAN］
P30101	Protein disulfide-isomerase A3 OS＝Homo sapiens GN＝PDIA3 PE＝1 SV＝4-［PDIA3_HUMAN］
P30740	Leukocyte elastase inhibitor OS＝Homo sapiens GN＝SERPINB1 PE＝1 SV＝1-［ILEU_HUMAN］
P30838	Aldehyde dehydrogenase, dimeric NADP-preferring OS＝Homo sapiens GN＝ALDH3A1 PE＝1 SV＝3-［AL3A1_HUMAN］
P31025	Lipocalin-1 OS＝Homo sapiens GN＝LCN1 PE＝1 SV＝1-［LCN1_HUMAN］
P31146	Coronin-1A OS＝Homo sapiens GN＝CORO1A PE＝1 SV＝4-［COR1A_HUMAN］
P31151	Protein S100-A7 OS＝Homo sapiens GN＝S100A7 PE＝1 SV＝4-［S10A7_HUMAN］
P31944	Caspase-14 OS＝Homo sapiens GN＝CASP14 PE＝1 SV＝2-［CASPE_HUMAN］
P31947	14-3-3 protein sigma OS＝Homo sapiens GN＝SFN PE＝1 SV＝1-［1433S_HUMAN］
P31948	Stress-induced-phosphoprotein 1 OS＝Homo sapiens GN＝STIP1 PE＝1 SV＝1-［STIP1_HUMAN］
P31949	Protein S100-A11 OS＝Homo sapiens GN＝S100A11 PE＝1 SV＝2-［S10AB_HUMAN］
P31997	Carcinoembryonic antigen-related cell adhesion molecule 8 OS＝Homo sapiens GN＝CEACAM8 PE＝1 SV＝2-［CEAM8_HUMAN］
P32119	Peroxiredoxin-2 OS＝Homo sapiens GN＝PRDX2 PE＝1 SV＝5-［PRDX2_HUMAN］
P32320	Cytidine deaminase OS＝Homo sapiens GN＝CDA PE＝1 SV＝2-［CDD_HUMAN］
P32926	Desmoglein-3 OS＝Homo sapiens GN＝DSG3 PE＝1 SV＝2-［DSG3_HUMAN］
P33241	Lymphocyte-specific protein 1 OS＝Homo sapiens GN＝LSP1 PE＝1 SV＝1-［LSP1_HUMAN］
P33908	Mannosyl-oligosaccharide 1,2-alpha-mannosidase IA OS＝Homo sapiens GN＝MAN1A1 PE＝1 SV＝3-［MA1A1_HUMAN］
P34096	Ribonuclease 4 OS＝Homo sapiens GN＝RNASE4 PE＝1 SV＝3-［RNAS4_HUMAN］
P34932	Heat shock 70 kDa protein 4 OS＝Homo sapiens GN＝HSPA4 PE＝1 SV＝4-［HSP74_HUMAN］
P35321	Cornifin-A OS＝Homo sapiens GN＝SPRR1A PE＝1 SV＝2-［SPR1A_HUMAN］

续　表

名称	描　述
P35325	Small proline-rich protein 2B OS＝Homo sapiens GN＝SPRR2B PE＝2 SV＝1-［SPR2B_HUMAN］
P35326	Small proline-rich protein 2A OS＝Homo sapiens GN＝SPRR2A PE＝1 SV＝1-［SPR2A_HUMAN］
P35527	Keratin, type Ⅰ cytoskeletal 9 OS＝Homo sapiens GN＝KRT9 PE＝1 SV＝3-［K1C9_HUMAN］
P35556	Fibrillin-2 OS＝Homo sapiens GN＝FBN2 PE＝1 SV＝3-［FBN2_HUMAN］
P35579	Myosin-9 OS＝Homo sapiens GN＝MYH9 PE＝1 SV＝4-［MYH9_HUMAN］
P35754	Glutaredoxin-1 OS＝Homo sapiens GN＝GLRX PE＝1 SV＝2-［GLRX1_HUMAN］
P35908	Keratin, type Ⅱ cytoskeletal 2 epidermal OS＝Homo sapiens GN＝KRT2 PE＝1 SV＝2-［K22E_HUMAN］
P36787	Regulatory protein E2 OS＝Human papillomavirus type 25 GN＝E2 PE＝3 SV＝1-［VE2_HPV25］
P36871	Phosphoglucomutase-1 OS＝Homo sapiens GN＝PGM1 PE＝1 SV＝3-［PGM1_HUMAN］
P36952	Serpin B5 OS＝Homo sapiens GN＝SERPINB5 PE＝1 SV＝2-［SPB5_HUMAN］
P36955	Pigment epithelium-derived factor OS＝Homo sapiens GN＝SERPINF1 PE＝1 SV＝4-［PEDF_HUMAN］
P37802	Transgelin-2 OS＝Homo sapiens GN＝TAGLN2 PE＝1 SV＝3-［TAGL2_HUMAN］
P37837	Transaldolase OS＝Homo sapiens GN＝TALDO1 PE＝1 SV＝2-［TALDO_HUMAN］
P40121	Macrophage-capping protein OS＝Homo sapiens GN＝CAPG PE＝1 SV＝2-［CAPG_HUMAN］
P40145	Adenylate cyclase type 8 OS＝Homo sapiens GN＝ADCY8 PE＝1 SV＝1-［ADCY8_HUMAN］
P40189	Interleukin-6 receptor subunit beta OS＝Homo sapiens GN＝IL6ST PE＝1 SV＝2-［IL6RB_HUMAN］
P40199	Carcinoembryonic antigen-related cell adhesion molecule 6 OS＝Homo sapiens GN＝CEACAM6 PE＝1 SV＝3-［CEAM6_HUMAN］
P40692	DNA mismatch repair protein Mlh1 OS＝Homo sapiens GN＝MLH1 PE＝1 SV＝1-［MLH1_HUMAN］
P40818	Ubiquitin carboxyl-terminal hydrolase 8 OS＝Homo sapiens GN＝USP8 PE＝1 SV＝1-［UBP8_HUMAN］

续　表

名称	描　述
P40925	Malate dehydrogenase, cytoplasmic OS＝Homo sapiens GN＝MDH1 PE＝1 SV＝4-[MDHC_HUMAN]
P40926	Malate dehydrogenase, mitochondrial OS＝Homo sapiens GN＝MDH2 PE＝1 SV＝3-[MDHM_HUMAN]
P41218	Myeloid cell nuclear differentiation antigen OS＝Homo sapiens GN＝MNDA PE＝1 SV＝1-[MNDA_HUMAN]
P41439	Folate receptor gamma OS＝Homo sapiens GN＝FOLR3 PE＝1 SV＝1-[FOLR3_HUMAN]
P42167	Lamina-associated polypeptide 2, isoforms beta/gamma OS＝Homo sapiens GN＝TMPO PE＝1 SV＝2-[LAP2B_HUMAN]
P42785	Lysosomal Pro-X carboxypeptidase OS＝Homo sapiens GN＝PRCP PE＝1 SV＝1-[PCP_HUMAN]
P43115	Prostaglandin E2 receptor EP3 subtype OS＝Homo sapiens GN＝PTGER3 PE＝2 SV＝1-[PE2R3_HUMAN]
P43251	Biotinidase OS＝Homo sapiens GN＝BTD PE＝1 SV＝2-[BTD_HUMAN]
P43490	Nicotinamide phosphoribosyltransferase OS＝Homo sapiens GN＝NAMPT PE＝1 SV＝1-[NAMPT_HUMAN]
P43652	Afamin OS＝Homo sapiens GN＝AFM PE＝1 SV＝1-[AFAM_HUMAN]
P45877	Peptidyl-prolyl cis-trans isomerase C OS＝Homo sapiens GN＝PPIC PE＝1 SV＝1-[PPIC_HUMAN]
P46109	Crk-like protein OS＝Homo sapiens GN＝CRKL PE＝1 SV＝1-[CRKL_HUMAN]
P46939	Utrophin OS＝Homo sapiens GN＝UTRN PE＝1 SV＝2-[UTRO_HUMAN]
P46940	Ras GTPase-activating-like protein IQGAP1 OS＝Homo sapiens GN＝IQGAP1 PE＝1 SV＝1-[IQGA1_HUMAN]
P46976	Glycogenin-1 OS＝Homo sapiens GN＝GYG1 PE＝1 SV＝4-[GLYG_HUMAN]
P47755	F-actin-capping protein subunit alpha-2 OS＝Homo sapiens GN＝CAPZA2 PE＝1 SV＝3-[CAZA2_HUMAN]
P47756	F-actin-capping protein subunit beta OS＝Homo sapiens GN＝CAPZB PE＝1 SV＝4-[CAPZB_HUMAN]
P47845	Galectin-3 OS＝Oryctolagus cuniculus GN＝LGALS3 PE＝2 SV＝2-[LEG3_RABIT]
P48594	Serpin B4 OS＝Homo sapiens GN＝SERPINB4 PE＝1 SV＝2-[SPB4_HUMAN]
P48595	Serpin B10 OS＝Homo sapiens GN＝SERPINB10 PE＝1 SV＝1-[SPB10_HUMAN]

名称	描　述
P49189	4-trimethylaminobutyraldehyde dehydrogenase OS＝Homo sapiens GN＝ALDH9A1 PE＝1 SV＝3-［AL9A1_HUMAN］
P49411	Elongation factor Tu，mitochondrial OS＝Homo sapiens GN＝TUFM PE＝1 SV＝2-［EFTU_HUMAN］
P49643	DNA primase large subunit OS＝Homo sapiens GN＝PRIM2 PE＝1 SV＝2-［PRI2_HUMAN］
P49746	Thrombospondin-3 OS＝Homo sapiens GN＝THBS3 PE＝1 SV＝1-［TSP3_HUMAN］
P49788	Retinoic acid receptor responder protein 1 OS＝Homo sapiens GN＝RARRES1 PE＝1 SV＝2-［TIG1_HUMAN］
P49908	Selenoprotein P OS＝Homo sapiens GN＝SEPP1 PE＝1 SV＝3-［SEPP1_HUMAN］
P49913	Cathelicidin antimicrobial peptide OS＝Homo sapiens GN＝CAMP PE＝1 SV＝1-［CAMP_HUMAN］
P50395	Rab GDP dissociation inhibitor beta OS＝Homo sapiens GN＝GDI2 PE＝1 SV＝2-［GDIB_HUMAN］
P50552	Vasodilator-stimulated phosphoprotein OS＝Homo sapiens GN＝VASP PE＝1 SV＝3-［VASP_HUMAN］
P50748	Kinetochore-associated protein 1 OS＝Homo sapiens GN＝KNTC1 PE＝1 SV＝1-［KNTC1_HUMAN］
P51858	Hepatoma-derived growth factor OS＝Homo sapiens GN＝HDGF PE＝1 SV＝1-［HDGF_HUMAN］
P51993	Alpha-（1,3）-fucosyltransferase 6 OS＝Homo sapiens GN＝FUT6 PE＝1 SV＝1-［FUT6_HUMAN］
P52179	Myomesin-1 OS＝Homo sapiens GN＝MYOM1 PE＝1 SV＝2-［MYOM1_HUMAN］
P52209	6-phosphogluconate dehydrogenase，decarboxylating OS＝Homo sapiens GN＝PGD PE＝1 SV＝3-［6PGD_HUMAN］
P52345	Uracil-DNA glycosylase OS＝Human herpe SVirus 6A（strain Uganda-1102）GN＝U81 PE＝3 SV＝1-［UNG_HHV6U］
P52347	Major capsid protein OS＝Human herpe SVirus 7（strain JI）GN＝MCP PE＝3 SV＝1-［MCP_HHV7J］
P52516	Protein U54 OS＝Human herpe SVirus 7（strain JI）GN＝U54 PE＝3 SV＝1-［VU54_HHV7J］
P52566	Rho GDP-dissociation inhibitor 2 OS＝Homo sapiens GN＝ARHGDIB PE＝1 SV＝3-［GDIR2_HUMAN］

续　表

名称	描　述
P52789	Hexokinase-2 OS＝Homo sapiens GN＝HK2 PE＝1 SV＝2-［HXK2_HUMAN］
P52907	F-actin-capping protein subunit alpha-1 OS＝Homo sapiens GN＝CAPZA1 PE＝1 SV＝3-［CAZA1_HUMAN］
P53350	Serine/threonine-protein kinase PLK1 OS＝Homo sapiens GN＝PLK1 PE＝1 SV＝1-［PLK1_HUMAN］
P53634	Dipeptidyl peptidase 1 OS＝Homo sapiens GN＝CTSC PE＝1 SV＝2-［CATC_HUMAN］
P54108	Cysteine-rich secretory protein 3 OS＝Homo sapiens GN＝CRISP3 PE＝1 SV＝1-［CRIS3_HUMAN］
P54635	Capsid protein OS＝Lordsdale virus（strain GⅡ/Human/United Kingdom/Lordsdale/1993）GN＝ORF2 PE＝3 SV＝1-［CAPSD_LORDV］
P54652	Heat shock-related 70 kDa protein 2 OS＝Homo sapiens GN＝HSPA2 PE＝1 SV＝1-［HSP72_HUMAN］
P54802	Alpha-N-acetylglucosaminidase OS＝Homo sapiens GN＝NAGLU PE＝1 SV＝2-［ANAG_HUMAN］
P54819	Adenylate kinase 2，mitochondrial OS＝Homo sapiens GN＝AK2 PE＝1 SV＝2-［KAD2_HUMAN］
P55058	Phospholipid transfer protein OS＝Homo sapiens GN＝PLTP PE＝1 SV＝1-［PLTP_HUMAN］
P55145	Mesencephalic astrocyte-derived neurotrophic factor OS＝Homo sapiens GN＝MANF PE＝1 SV＝3-［MANF_HUMAN］
P58499	Protein FAM3B OS＝Homo sapiens GN＝FAM3B PE＝1 SV＝2-［FAM3B_HUMAN］
P59594	Spike glycoprotein OS＝Human SARS coronavirus GN＝S PE＝1 SV＝1-［SPIKE_CVHSA］
P59665	Neutrophil defensin 1 OS＝Homo sapiens GN＝DEFA1 PE＝1 SV＝1-［DEF1_HUMAN］
P60174	Triosephosphate isomerase OS＝Homo sapiens GN＝TPI1 PE＝1 SV＝3-［TPIS_HUMAN］
P60660	Myosin light polypeptide 6 OS＝Homo sapiens GN＝MYL6 PE＝1 SV＝2-［MYL6_HUMAN］
P60709	Actin，cytoplasmic 1 OS＝Homo sapiens GN＝ACTB PE＝1 SV＝1-［ACTB_HUMAN］
P61129	Zinc finger CCCH domain-containing protein 6 OS＝Homo sapiens GN＝ZC3H6 PE＝1 SV＝2-［ZC3H6_HUMAN］

名称	描 述
P61158	Actin-related protein 3 OS＝Homo sapiens GN＝ACTR3 PE＝1 SV＝3-［ARP3_ HUMAN］
P61160	Actin-related protein 2 OS＝Homo sapiens GN＝ACTR2 PE＝1 SV＝1-［ARP2_ HUMAN］
P61247	40S ribosomal protein S3a OS＝Homo sapiens GN＝RPS3A PE＝1 SV＝2-［RS3A_ HUMAN］
P61586	Transforming protein RhoA OS＝Homo sapiens GN＝RHOA PE＝1 SV＝1-［RHOA_ HUMAN］
P61604	10 kDa heat shock protein，mitochondrial OS＝Homo sapiens GN＝HSPE1 PE＝1 SV＝ 2-［CH10_HUMAN］
P61626	Lysozyme C OS＝Homo sapiens GN＝LYZ PE＝1 SV＝1-［LYSC_HUMAN］
P61769	Beta-2-microglobulin OS＝Homo sapiens GN＝B2M PE＝1 SV＝1-［B2MG_HUMAN］
P61916	Epididymal secretory protein E1 OS＝Homo sapiens GN＝NPC2 PE＝1 SV＝1-［NPC2_ HUMAN］
P61956	Small ubiquitin-related modifier 2 OS＝Homo sapiens GN＝SUMO2 PE＝1 SV＝ 3-［SUMO2_HUMAN］
P61978	Heterogeneous nuclear ribonucleoprotein K OS＝Homo sapiens GN＝HNRNPK PE＝1 SV＝1-［HNRPK_HUMAN］
P62158	Calmodulin OS＝Homo sapiens GN＝CALM1 PE＝1 SV＝2-［CALM_HUMAN］
P62328	Thymosin beta-4 OS＝Homo sapiens GN＝TMSB4X PE＝1 SV＝2-［TYB4_HUMAN］
P62805	Histone H4 OS＝Homo sapiens GN＝HIST1H4A PE＝1 SV＝2-［H4_HUMAN］
P62826	GTP-binding nuclear protein Ran OS＝Homo sapiens GN＝RAN PE＝1 SV＝3-［RAN_ HUMAN］
P62873	Guanine nucleotide-binding protein G（I）/G（S）/G（T）subunit beta-1 OS＝Homo sapiens GN＝GNB1 PE＝1 SV＝3-［GBB1_HUMAN］
P62937	Peptidyl-prolyl cis-trans isomerase A OS＝Homo sapiens GN＝PPIA PE＝1 SV＝ 2-［PPIA_HUMAN］
P62993	Growth factor receptor-bound protein 2 OS＝Homo sapiens GN＝GRB2 PE＝1 SV＝ 1-［GRB2_HUMAN］
P63267	Actin，gamma-enteric smooth muscle OS＝Homo sapiens GN＝ACTG2 PE＝1 SV＝ 1-［ACTH_HUMAN］
P67936	Tropomyosin alpha-4 chain OS＝Homo sapiens GN＝TPM4 PE＝1 SV＝3-［TPM4_ HUMAN］

续 表

名称	描述
P68032	Actin, alpha cardiac muscle 1 OS＝Homo sapiens GN＝ACTC1 PE＝1 SV＝1-［ACTC_HUMAN］
P68036	Ubiquitin-conjugating enzyme E2 L3 OS＝Homo sapiens GN＝UBE2L3 PE＝1 SV＝1-［UB2L3_HUMAN］
P68104	Elongation factor 1-alpha 1 OS＝Homo sapiens GN＝EEF1A1 PE＝1 SV＝1-［EF1A1_HUMAN］
P68366	Tubulin alpha-4A chain OS＝Homo sapiens GN＝TUBA4A PE＝1 SV＝1-［TBA4A_HUMAN］
P68871	Hemoglobin subunit beta OS＝Homo sapiens GN＝HBB PE＝1 SV＝2-［HBB_HUMAN］
P68983	Fiber protein OS＝Human adenovirus D serotype 15/H9 GN＝L5 PE＝2 SV＝1-［SPIKE_ADE1H］
P69905	Hemoglobin subunit alpha OS＝Homo sapiens GN＝HBA1 PE＝1 SV＝2-［HBA_HUMAN］
P78386	Keratin,type Ⅱ cuticular Hb5 OS＝Homo sapiens GN＝KRT85 PE＝1 SV＝1-［KRT85_HUMAN］
P78417	Glutathione S-transferase omega-1 OS＝Homo sapiens GN＝GSTO1 PE＝1 SV＝2-［GSTO1_HUMAN］
P80188	Neutrophil gelatinase-associated lipocalin OS＝Homo sapiens GN＝LCN2 PE＝1 SV＝2-［NGAL_HUMAN］
P80303	Nucleobindin-2 OS＝Homo sapiens GN＝NUCB2 PE＝1 SV＝2-［NUCB2_HUMAN］
P80511	Protein S100-A12 OS＝Homo sapiens GN＝S100A12 PE＝1 SV＝2-［S10AC_HUMAN］
P80723	Brain acid soluble protein 1 OS＝Homo sapiens GN＝BASP1 PE＝1 SV＝2-［BASP1_HUMAN］
P80748	Ig lambda chain V-Ⅲ region LOI OS＝Homo sapiens PE＝1 SV＝1-［LV302_HUMAN］
P81605	Dermcidin OS＝Homo sapiens GN＝DCD PE＝1 SV＝2-［DCD_HUMAN］
P82279	Protein crumbs homolog 1 OS＝Homo sapiens GN＝CRB1 PE＝1 SV＝2-［CRUM1_HUMAN］
P84085	ADP-ribosylation factor 5 OS＝Homo sapiens GN＝ARF5 PE＝1 SV＝2-［ARF5_HUMAN］
P89438	Tripartite terminase subunit 3 OS＝Human herpe SVirus 2（strain HG52）GN＝TRM3 PE＝3 SV＝1-［TRM3_HHV2H］
P91406	Glutamate carboxypeptidase 2 homolog OS＝Caenorhabditis elegans GN＝gcp-2.1 PE＝1 SV＝2-［GCP2_CAEEL］

名称	描　述
P98177	Forkhead box protein O4 OS＝Homo sapiens GN＝FOXO4 PE＝1 SV＝5-［FOXO4_HUMAN］
P99999	Cytochrome c OS＝Homo sapiens GN＝CYCS PE＝1 SV＝2-［CYC_HUMAN］
Q01130	Serine/arginine-rich splicing factor 2 OS＝Homo sapiens GN＝SRSF2 PE＝1 SV＝4-［SRSF2_HUMAN］
Q01459	Di-N-acetylchitobiase OS＝Homo sapiens GN＝CTBS PE＝1 SV＝1-［DIAC_HUMAN］
Q01469	Fatty acid-binding protein，epidermal OS＝Homo sapiens GN＝FABP5 PE＝1 SV＝3-［FABP5_HUMAN］
Q01518	Adenylyl cyclase-associated protein 1 OS＝Homo sapiens GN＝CAP1 PE＝1 SV＝5-［CAP1_HUMAN］
Q01546	Keratin，type Ⅱ cytoskeletal 2 oral OS＝Homo sapiens GN＝KRT76 PE＝1 SV＝2-［K22O_HUMAN］
Q02413	Desmoglein-1 OS＝Homo sapiens GN＝DSG1 PE＝1 SV＝2-［DSG1_HUMAN］
Q02487	Desmocollin-2 OS＝Homo sapiens GN＝DSC2 PE＝1 SV＝1-［DSC2_HUMAN］
Q02818	Nucleobindin-1 OS＝Homo sapiens GN＝NUCB1 PE＝1 SV＝4-［NUCB1_HUMAN］
Q04118	Basic salivary proline-rich protein 3 OS＝Homo sapiens GN＝PRB3 PE＝1 SV＝2-［PRB3_HUMAN］
Q04695	Keratin，type Ⅰ cytoskeletal 17 OS＝Homo sapiens GN＝KRT17 PE＝1 SV＝2-［K1C17_HUMAN］
Q05315	Galectin-10 OS＝Homo sapiens GN＝CLC PE＝1 SV＝3-［LEG10_HUMAN］
Q05707	Collagen alpha-1（ⅩⅣ）chain OS＝Homo sapiens GN＝COL14A1 PE＝1 SV＝3-［COEA1_HUMAN］
Q06323	Proteasome activator complex subunit 1 OS＝Homo sapiens GN＝PSME1 PE＝1 SV＝1-［PSME1_HUMAN］
Q06828	Fibromodulin OS＝Homo sapiens GN＝FMOD PE＝1 SV＝2-［FMOD_HUMAN］
Q06830	Peroxiredoxin-1 OS＝Homo sapiens GN＝PRDX1 PE＝1 SV＝1-［PRDX1_HUMAN］
Q07654	Trefoil factor 3 OS＝Homo sapiens GN＝TFF3 PE＝1 SV＝1-［TFF3_HUMAN］
Q07864	DNA polymerase epsilon catalytic subunit A OS＝Homo sapiens GN＝POLE PE＝1 SV＝5-［DPOE1_HUMAN］
Q08188	Protein-glutamine gamma-glutamyltransferase E OS＝Homo sapiens GN＝TGM3 PE＝1 SV＝4-［TGM3_HUMAN］

续　表

名称	描　述
Q08380	Galectin-3-binding protein OS＝Homo sapiens GN＝LGALS3BP PE＝1 SV＝1-［LG3BP_HUMAN］
Q08AG5	Zinc finger protein 844 OS＝Homo sapiens GN＝ZNF844 PE＝1 SV＝1-［ZN844_HUMAN］
Q09428	ATP-binding cassette sub-family C member 8 OS＝Homo sapiens GN＝ABCC8 PE＝1 SV＝6-［ABCC8_HUMAN］
Q09666	Neuroblast differentiation-associated protein AHNAK OS＝Homo sapiens GN＝AHNAK PE＝1 SV＝2-［AHNK_HUMAN］
Q10588	ADP-ribosyl cyclase/cyclic ADP-ribose hydrolase 2 OS＝Homo sapiens GN＝BST1 PE＝1 SV＝2-［BST1_HUMAN］
Q12766	HMG domain-containing protein 3 OS＝Homo sapiens GN＝HMGXB3 PE＝2 SV＝2-［HMGX3_HUMAN］
Q12841	Follistatin-related protein 1 OS＝Homo sapiens GN＝FSTL1 PE＝1 SV＝1-［FSTL1_HUMAN］
Q12906	Interleukin enhancer-binding factor 3 OS＝Homo sapiens GN＝ILF3 PE＝1 SV＝3-［ILF3_HUMAN］
Q12955	Ankyrin-3 OS＝Homo sapiens GN＝ANK3 PE＝1 SV＝3-［ANK3_HUMAN］
Q13185	Chromobox protein homolog 3 OS＝Homo sapiens GN＝CBX3 PE＝1 SV＝4-［CBX3_HUMAN］
Q13217	DnaJ homolog subfamily C member 3 OS＝Homo sapiens GN＝DNAJC3 PE＝1 SV＝1-［DNJC3_HUMAN］
Q13231	Chitotriosidase-1 OS＝Homo sapiens GN＝CHIT1 PE＝1 SV＝1-［CHIT1_HUMAN］
Q13421	Mesothelin OS＝Homo sapiens GN＝MSLN PE＝1 SV＝2-［MSLN_HUMAN］
Q13438	Protein OS-9 OS＝Homo sapiens GN＝OS9 PE＝1 SV＝1-［OS9_HUMAN］
Q13510	Acid ceramidase OS＝Homo sapiens GN＝ASAH1 PE＝1 SV＝5-［ASAH1_HUMAN］
Q13813	Spectrin alpha chain，non-erythrocytic 1 OS＝Homo sapiens GN＝SPTAN1 PE＝1 SV＝3-［SPTN1_HUMAN］
Q14019	Coactosin-like protein OS＝Homo sapiens GN＝COTL1 PE＝1 SV＝3-［COTL1_HUMAN］
Q14103	Heterogeneous nuclear ribonucleoprotein D0 OS＝Homo sapiens GN＝HNRNPD PE＝1 SV＝1-［HNRPD_HUMAN］
Q14118	Dystroglycan OS＝Homo sapiens GN＝DAG1 PE＝1 SV＝2-［DAG1_HUMAN］

名称	描 述
Q14204	Cytoplasmic dynein 1 heavy chain 1 OS＝Homo sapiens GN＝DYNC1H1 PE＝1 SV＝5-[DYHC1_HUMAN]
Q14210	Lymphocyte antigen 6D OS＝Homo sapiens GN＝LY6D PE＝1 SV＝1-[LY6D_HUMAN]
Q14314	Fibroleukin OS＝Homo sapiens GN＝FGL2 PE＝1 SV＝1-[FGL2_HUMAN]
Q14508	WAP four-disulfide core domain protein 2 OS＝Homo sapiens GN＝WFDC2 PE＝1 SV＝2-[WFDC2_HUMAN]
Q14515	SPARC-like protein 1 OS＝Homo sapiens GN＝SPARCL1 PE＝1 SV＝2-[SPRL1_HUMAN]
Q14624	Inter-alpha-trypsin inhibitor heavy chain H4 OS＝Homo sapiens GN＝ITIH4 PE＝1 SV＝4-[ITIH4_HUMAN]
Q14643	Inositol 1,4,5-trisphosphate receptor type 1 OS＝Homo sapiens GN＝ITPR1 PE＝1 SV＝3-[ITPR1_HUMAN]
Q14697	Neutral alpha-glucosidase AB OS＝Homo sapiens GN＝GANAB PE＝1 SV＝3-[GANAB_HUMAN]
Q14914	Prostaglandin reductase 1 OS＝Homo sapiens GN＝PTGR1 PE＝1 SV＝2-[PTGR1_HUMAN]
Q15084	Protein disulfide-isomerase A6 OS＝Homo sapiens GN＝PDIA6 PE＝1 SV＝1-[PDIA6_HUMAN]
Q15149	Plectin OS＝Homo sapiens GN＝PLEC PE＝1 SV＝3-[PLEC_HUMAN]
Q15293	Reticulocalbin-1 OS＝Homo sapiens GN＝RCN1 PE＝1 SV＝1-[RCN1_HUMAN]
Q15392	Delta(24)-sterol reductase OS＝Homo sapiens GN＝DHCR24 PE＝1 SV＝2-[DHC24_HUMAN]
Q15517	Corneodesmosin OS＝Homo sapiens GN＝CDSN PE＝1 SV＝3-[CDSN_HUMAN]
Q15678	Tyrosine-protein phosphatase non-receptor type 14 OS＝Homo sapiens GN＝PTPN14 PE＝1 SV＝2-[PTN14_HUMAN]
Q15782	Chitinase-3-like protein 2 OS＝Homo sapiens GN＝CHI3L2 PE＝1 SV＝1-[CH3L2_HUMAN]
Q15942	Zyxin OS＝Homo sapiens GN＝ZYX PE＝1 SV＝1-[ZYX_HUMAN]
Q16270	Insulin-like growth factor-binding protein 7 OS＝Homo sapiens GN＝IGFBP7 PE＝1 SV＝1-[IBP7_HUMAN]
Q16378	Proline-rich protein 4 OS＝Homo sapiens GN＝PRR4 PE＝1 SV＝3-[PROL4_HUMAN]

续　表

名称	描　述
Q16610	Extracellular matrix protein 1 OS＝Homo sapiens GN＝ECM1 PE＝1 SV＝2-［ECM1_HUMAN］
Q16651	Prostasin OS＝Homo sapiens GN＝PRSS8 PE＝1 SV＝1-［PRSS8_HUMAN］
Q16769	Glutaminyl-peptide cyclotransferase OS＝Homo sapiens GN＝QPCT PE＝1 SV＝1-［QPCT_HUMAN］
Q29RF7	Sister chromatid cohesion protein PDS5 homolog A OS＝Homo sapiens GN＝PDS5A PE＝1 SV＝1-［PDS5A_HUMAN］
Q2KJY2	Kinesin-like protein KIF26B OS＝Homo sapiens GN＝KIF26B PE＝2 SV＝1-［KI26B_HUMAN］
Q4QQM5	Mitoguardin-1 OS＝Mus musculus GN＝Fam73a PE＝1 SV＝1-［MIGA1_MOUSE］
Q4ZHG4	Fibronectin type Ⅲ domain-containing protein 1 OS＝Homo sapiens GN＝FNDC1 PE＝2 SV＝4-［FNDC1_HUMAN］
Q504Q3	PAB-dependent poly（A）-specific ribonuclease subunit PAN2 OS＝Homo sapiens GN＝PAN2 PE＝1 SV＝3-［PAN2_HUMAN］
Q562R1	Beta-actin-like protein 2 OS＝Homo sapiens GN＝ACTBL2 PE＝1 SV＝2-［ACTBL_HUMAN］
Q5K2K3	RNA-directed RNA polymerase L OS＝Isfahan virus GN＝L PE＝3 SV＝1-［L_ISFV］
Q5R651	14-3-3 protein zeta/delta OS＝Pongo abelii GN＝YWHAZ PE＝2 SV＝1-［1433Z_PONAB］
Q5T5M9	Cyclin-J OS＝Homo sapiens GN＝CCNJ PE＝2 SV＝2-［CCNJ_HUMAN］
Q5T7V8	RAB6-interacting golgin OS＝Homo sapiens GN＝GORAB PE＝1 SV＝1-［GORAB_HUMAN］
Q5U7I5	Transthyretin OS＝Pan troglodytes GN＝TTR PE＝2 SV＝1-［TTHY_PANTR］
Q5VSP4	Putative lipocalin 1-like protein 1 OS＝Homo sapiens GN＝LCN1P1 PE＝5 SV＝1-［LC1L1_HUMAN］
Q5WN23	Glutamate carboxypeptidase 2 homolog OS＝Caenorhabditis briggsae GN＝gcp-2.1 PE＝3 SV＝1-［GCP2_CAEBR］
Q66PJ3	ADP-ribosylation factor-like protein 6-interacting protein 4 OS＝Homo sapiens GN＝ARL6IP4 PE＝1 SV＝2-［AR6P4_HUMAN］
Q68CP9	AT-rich interactive domain-containing protein 2 OS＝Homo sapiens GN＝ARID2 PE＝1 SV＝2-［ARID2_HUMAN］
Q6DNQ5	RNA-directed RNA polymerase catalytic subunit OS＝Influenza A virus（strain A/Chicken/Shantou/4231/2003 H5N1 genotype V）GN＝PB1 PE＝3 SV＝2-［RDRP_I03A1］

续 表

名称	描 述
Q6JVE6	Epididymal-specific lipocalin-10 OS＝Homo sapiens GN＝LCN10 PE＝1 SV＝1-[LCN10_HUMAN]
Q6MZM9	Proline-rich protein 27 OS＝Homo sapiens GN＝PRR27 PE＝2 SV＝1-[PRR27_HUMAN]
Q6NXT2	Histone H3.3C OS＝Homo sapiens GN＝H3F3C PE＝1 SV＝3-[H3C_HUMAN]
Q6P3W7	SCY1-like protein 2 OS＝Homo sapiens GN＝SCYL2 PE＝1 SV＝1-[SCYL2_HUMAN]
Q6P4A8	Phospholipase B-like 1 OS＝Homo sapiens GN＝PLBD1 PE＝1 SV＝2-[PLBL1_HUMAN]
Q6P5S2	Protein LEG1 homolog OS＝Homo sapiens GN＝LEG1 PE＝1 SV＝2-[LEG1H_HUMAN]
Q6PCB0	von Willebrand factor A domain-containing protein 1 OS＝Homo sapiens GN＝VWA1 PE＝1 SV＝1-[VWA1_HUMAN]
Q6PIF6	Unconventional myosin-VⅡb OS＝Homo sapiens GN＝MYO7B PE＝1 SV＝2-[MYO7B_HUMAN]
Q6PJP8	DNA cross-link repair 1A protein OS＝Homo sapiens GN＝DCLRE1A PE＝1 SV＝3-[DCR1A_HUMAN]
Q6S8J3	POTE ankyrin domain family member E OS＝Homo sapiens GN＝POTEE PE＝1 SV＝3-[POTEE_HUMAN]
Q6UWP8	Suprabasin OS＝Homo sapiens GN＝SBSN PE＝1 SV＝2-[SBSN_HUMAN]
Q6UX06	Olfactomedin-4 OS＝Homo sapiens GN＝OLFM4 PE＝1 SV＝1-[OLFM4_HUMAN]
Q6UXS9	Inactive caspase-12 OS＝Homo sapiens GN＝CASP12 PE＝2 SV＝2-[CASPC_HUMAN]
Q6YHK3	CD109 antigen OS＝Homo sapiens GN＝CD109 PE＝1 SV＝2-[CD109_HUMAN]
Q6ZQQ2	Spermatogenesis-associated protein 31D1 OS＝Homo sapiens GN＝SPATA31D1 PE＝2 SV＝1-[S31D1_HUMAN]
Q6ZS30	Neurobeachin-like protein 1 OS＝Homo sapiens GN＝NBEAL1 PE＝2 SV＝3-[NBEL1_HUMAN]
Q71DI3	Histone H3.2 OS＝Homo sapiens GN＝HIST2H3A PE＝1 SV＝3-[H32_HUMAN]
Q7L311	Armadillo repeat-containing X-linked protein 2 OS＝Homo sapiens GN＝ARMCX2 PE＝2 SV＝1-[ARMX2_HUMAN]
Q7RTP6	Protein-methionine sulfoxide oxidase MICAL3 OS＝Homo sapiens GN＝MICAL3 PE＝1 SV＝2-[MICA3_HUMAN]

续　表

名称	描　述
Q7RTW8	Otoancorin OS＝Homo sapiens GN＝OTOA PE＝1 SV＝1-［OTOAN_HUMAN］
Q7Z2Q7	Leucine-rich repeat-containing protein 70 OS＝Homo sapiens GN＝LRRC70 PE＝2 SV＝1-［LRR70_HUMAN］
Q7Z3T8	Zinc finger FYVE domain-containing protein 16 OS＝Homo sapiens GN＝ZFYVE16 PE＝1 SV＝3-［ZFY16_HUMAN］
Q7Z4Q2	HEAT repeat-containing protein 3 OS＝Homo sapiens GN＝HEATR3 PE＝1 SV＝2-［HEAT3_HUMAN］
Q7Z5P9	Mucin-19 OS＝Homo sapiens GN＝MUC19 PE＝1 SV＝3-［MUC19_HUMAN］
Q7Z7G8	Vacuolar protein sorting-associated protein 13B OS＝Homo sapiens GN＝VPS13B PE＝1 SV＝2-［VP13B_HUMAN］
Q86SF2	N-acetylgalactosaminyltransferase 7 OS＝Homo sapiens GN＝GALNT7 PE＝1 SV＝1-［GALT7_HUMAN］
Q86SG5	Protein S100-A7A OS＝Homo sapiens GN＝S100A7A PE＝1 SV＝3-［S1A7A_HUMAN］
Q86SQ4	G-protein coupled receptor 126 OS＝Homo sapiens GN＝GPR126 PE＝1 SV＝3-［GP126_HUMAN］
Q86UR5	Regulating synaptic membrane exocytosis protein 1 OS＝Homo sapiens GN＝RIMS1 PE＝1 SV＝1-［RIMS1_HUMAN］
Q86VD7	Mitochondrial coenzyme A transporter SLC25A42 OS＝Homo sapiens GN＝SLC25A42 PE＝2 SV＝2-［S2542_HUMAN］
Q86VR7	V-set and immunoglobulin domain-containing protein 10-like OS＝Homo sapiens GN＝VSIG10L PE＝2 SV＝2-［VS10L_HUMAN］
Q86X29	Lipolysis-stimulated lipoprotein receptor OS＝Homo sapiens GN＝LSR PE＝1 SV＝4-［LSR_HUMAN］
Q86YC2	Partner and localizer of BRCA2 OS＝Homo sapiens GN＝PALB2 PE＝1 SV＝1-［PALB2_HUMAN］
Q8IUC8	Polypeptide N-acetylgalactosaminyltransferase 13 OS＝Homo sapiens GN＝GALNT13 PE＝2 SV＝2-［GLT13_HUMAN］
Q8IUE6	Histone H2A type 2-B OS＝Homo sapiens GN＝HIST2H2AB PE＝1 SV＝3-［H2A2B_HUMAN］
Q8IWV7	E3 ubiquitin-protein ligase UBR1 OS＝Homo sapiens GN＝UBR1 PE＝1 SV＝1-［UBR1_HUMAN］

续　表

名称	描　述
Q8IYL3	UPF0688 protein C1orf174 OS＝Homo sapiens GN＝C1orf174 PE＝1 SV＝2-［CA174_HUMAN］
Q8N1N4	Keratin，type Ⅱ cytoskeletal 78 OS＝Homo sapiens GN＝KRT78 PE＝2 SV＝2-［K2C78_HUMAN］
Q8N2N9	Ankyrin repeat domain-containing protein 36B OS＝Homo sapiens GN＝ANKRD36B PE＝1 SV＝4-［AN36B_HUMAN］
Q8N474	Secreted frizzled-related protein 1 OS＝Homo sapiens GN＝SFRP1 PE＝1 SV＝1-［SFRP1_HUMAN］
Q8N4F0	BPI fold-containing family B member 2 OS＝Homo sapiens GN＝BPIFB2 PE＝1 SV＝2-［BPIB2_HUMAN］
Q8N4X5	Actin filament-associated protein 1-like 2 OS＝Homo sapiens GN＝AFAP1L2 PE＝1 SV＝1-［AF1L2_HUMAN］
Q8N6Q3	CD177 antigen OS＝Homo sapiens GN＝CD177 PE＝1 SV＝2-［CD177_HUMAN］
Q8NBJ4	Golgi membrane protein 1 OS＝Homo sapiens GN＝GOLM1 PE＝1 SV＝1-［GOLM1_HUMAN］
Q8NEG4	Protein FAM83F OS＝Homo sapiens GN＝FAM83F PE＝1 SV＝1-［FA83F_HUMAN］
Q8NEZ3	WD repeat-containing protein 19 OS＝Homo sapiens GN＝WDR19 PE＝1 SV＝2-［WDR19_HUMAN］
Q8NFT8	Delta and Notch-like epidermal growth factor-related receptor OS＝Homo sapiens GN＝DNER PE＝1 SV＝1-［DNER_HUMAN］
Q8NHP6	Motile sperm domain-containing protein 2 OS＝Homo sapiens GN＝MOSPD2 PE＝1 SV＝1-［MSPD2_HUMAN］
Q8TAX7	Mucin-7 OS＝Homo sapiens GN＝MUC7 PE＝1 SV＝2-［MUC7_HUMAN］
Q8TC20	Cancer-associated gene 1 protein OS＝Homo sapiens GN＝CAGE1 PE＝1 SV＝2-［CAGE1_HUMAN］
Q8TDL5	BPI fold-containing family B member 1 OS＝Homo sapiens GN＝BPIFB1 PE＝1 SV＝1-［BPIB1_HUMAN］
Q8TER0	Sushi，nidogen and EGF-like domain-containing protein 1 OS＝Homo sapiens GN＝SNED1 PE＝2 SV＝2-［SNED1_HUMAN］
Q8WUM4	Programmed cell death 6-interacting protein OS＝Homo sapiens GN＝PDCD6IP PE＝1 SV＝1-［PDC6I_HUMAN］
Q8WWA0	Intelectin-1 OS＝Homo sapiens GN＝ITLN1 PE＝1 SV＝1-［ITLN1_HUMAN］
Q8WXI7	Mucin-16 OS＝Homo sapiens GN＝MUC16 PE＝1 SV＝3-［MUC16_HUMAN］

续　表

名称	描　述
Q8WZ42	Titin OS ＝ Homo sapiens GN ＝ TTN PE ＝ 1 SV ＝ 4-［TITIN_HUMAN］
Q92520	Protein FAM3C OS ＝ Homo sapiens GN ＝ FAM3C PE ＝ 1 SV ＝ 1-［FAM3C_HUMAN］
Q92667	A-kinase anchor protein 1，mitochondrial OS ＝ Homo sapiens GN ＝ AKAP1 PE ＝ 1 SV ＝ 1-［AKAP1_HUMAN］
Q92794	Histone acetyltransferase KAT6A OS ＝ Homo sapiens GN ＝ KAT6A PE ＝ 1 SV ＝ 2-［KAT6A_HUMAN］
Q92817	Envoplakin OS ＝ Homo sapiens GN ＝ EVPL PE ＝ 1 SV ＝ 3-［EVPL_HUMAN］
Q92820	Gamma-glutamyl hydrolase OS ＝ Homo sapiens GN ＝ GGH PE ＝ 1 SV ＝ 2-［GGH_HUMAN］
Q92845	Kinesin-associated protein 3 OS ＝ Homo sapiens GN ＝ KIFAP3 PE ＝ 1 SV ＝ 2-［KIFA3_HUMAN］
Q92876	Kallikrein-6 OS ＝ Homo sapiens GN ＝ KLK6 PE ＝ 1 SV ＝ 1-［KLK6_HUMAN］
Q92896	Golgi apparatus protein 1 OS ＝ Homo sapiens GN ＝ GLG1 PE ＝ 1 SV ＝ 2-［GSLG1_HUMAN］
Q969H8	Myeloid-derived growth factor OS ＝ Homo sapiens GN ＝ MYDGF PE ＝ 1 SV ＝ 1-［MYDGF_HUMAN］
Q96A08	Histone H2B type 1-A OS ＝ Homo sapiens GN ＝ HIST1H2BA PE ＝ 1 SV ＝ 3-［H2B1A_HUMAN］
Q96BQ1	Protein FAM3D OS ＝ Homo sapiens GN ＝ FAM3D PE ＝ 1 SV ＝ 1-［FAM3D_HUMAN］
Q96CN5	Leucine-rich repeat-containing protein 45 OS ＝ Homo sapiens GN ＝ LRRC45 PE ＝ 1 SV ＝ 1-［LRC45_HUMAN］
Q96DA0	Zymogen granule protein 16 homolog B OS ＝ Homo sapiens GN ＝ ZG16B PE ＝ 1 SV ＝ 3-［ZG16B_HUMAN］
Q96DR5	BPI fold-containing family A member 2 OS ＝ Homo sapiens GN ＝ BPIFA2 PE ＝ 1 SV ＝ 2-［BPIA2_HUMAN］
Q96DR8	Mucin-like protein 1 OS ＝ Homo sapiens GN ＝ MUCL1 PE ＝ 1 SV ＝ 1-［MUCL1_HUMAN］
Q96F63	Coiled-coil domain-containing protein 97 OS ＝ Homo sapiens GN ＝ CCDC97 PE ＝ 1 SV ＝ 1-［CCD97_HUMAN］
Q96FQ6	Protein S100-A16 OS ＝ Homo sapiens GN ＝ S100A16 PE ＝ 1 SV ＝ 1-［S10AG_HUMAN］
Q96G03	Phosphoglucomutase-2 OS ＝ Homo sapiens GN ＝ PGM2 PE ＝ 1 SV ＝ 4-［PGM2_HUMAN］

续 表

名称	描 述
Q96HE7	ERO1-like protein alpha OS＝Homo sapiens GN＝ERO1A PE＝1 SV＝2-［ERO1A_HUMAN］
Q96JC9	ELL-associated factor 1 OS＝Homo sapiens GN＝EAF1 PE＝1 SV＝1-［EAF1_HUMAN］
Q96KK5	Histone H2A type 1-H OS＝Homo sapiens GN＝HIST1H2AH PE＝1 SV＝3-［H2A1H_HUMAN］
Q96P44	Collagen alpha-1（ⅩⅩⅠ）chain OS＝Homo sapiens GN＝COL21A1 PE＝2 SV＝1-［COLA1_HUMAN］
Q96PL5	Erythroid membrane-associated protein OS＝Homo sapiens GN＝ERMAP PE＝1 SV＝1-［ERMAP_HUMAN］
Q96Q89	Kinesin-like protein KIF20B OS＝Homo sapiens GN＝KIF20B PE＝1 SV＝3-［KI20B_HUMAN］
Q96QF7	Acidic repeat-containing protein OS＝Homo sapiens GN＝ACRC PE＝2 SV＝1-［ACRC_HUMAN］
Q96QH2	PML-RARA-regulated adapter molecule 1 OS＝Homo sapiens GN＝PRAM1 PE＝1 SV＝2-［PRAM_HUMAN］
Q96RK0	Protein capicua homolog OS＝Homo sapiens GN＝CIC PE＝1 SV＝2-［CIC_HUMAN］
Q96S96	Phosphatidylethanolamine-binding protein 4 OS＝Homo sapiens GN＝PEBP4 PE＝1 SV＝3-［PEBP4_HUMAN］
Q99497	Protein deglycase DJ-1 OS＝Homo sapiens GN＝PARK7 PE＝1 SV＝2-［PARK7_HUMAN］
Q99536	Synaptic vesicle membrane protein VAT-1 homolog OS＝Homo sapiens GN＝VAT1 PE＝1 SV＝2-［VAT1_HUMAN］
Q99574	Neuroserpin OS＝Homo sapiens GN＝SERPINI1 PE＝1 SV＝1-［NEUS_HUMAN］
Q99728	BRCA1-associated RING domain protein 1 OS＝Homo sapiens GN＝BARD1 PE＝1 SV＝2-［BARD1_HUMAN］
Q99729	Heterogeneous nuclear ribonucleoprotein A/B OS＝Homo sapiens GN＝HNRNPAB PE＝1 SV＝2-［ROAA_HUMAN］
Q99935	Opiorphin prepropeptide OS＝Homo sapiens GN＝OPRPN PE＝1 SV＝2-［PROL1_HUMAN］
Q99954	Submaxillary gland androgen-regulated protein 3A OS＝Homo sapiens GN＝SMR3A PE＝3 SV＝2-［SMR3A_HUMAN］
Q99985	Semaphorin-3C OS＝Homo sapiens GN＝SEMA3C PE＝2 SV＝2-［SEM3C_HUMAN］

续 表

名称	描 述
Q9BQE3	Tubulin alpha-1C chain OS＝Homo sapiens GN＝TUBA1C PE＝1 SV＝1-［TBA1C_HUMAN］
Q9BQR3	Serine protease 27 OS＝Homo sapiens GN＝PRSS27 PE＝1 SV＝1-［PRS27_HUMAN］
Q9BRA2	Thioredoxin domain-containing protein 17 OS＝Homo sapiens GN＝TXNDC17 PE＝1 SV＝1-［TXD17_HUMAN］
Q9BRF8	Serine/threonine-protein phosphatase CPPED1 OS＝Homo sapiens GN＝CPPED1 PE＝1 SV＝3-［CPPED_HUMAN］
Q9BRK5	45kDa calcium-binding protein OS＝Homo sapiens GN＝SDF4 PE＝1 SV＝1-［CAB45_HUMAN］
Q9BRZ2	E3 ubiquitin-protein ligase TRIM56 OS＝Homo sapiens GN＝TRIM56 PE＝1 SV＝3-［TRI56_HUMAN］
Q9BT25	HAUS augmin-like complex subunit 8 OS＝Homo sapiens GN＝HAUS8 PE＝1 SV＝3-［HAUS8_HUMAN］
Q9BW04	Specifically androgen-regulated gene protein OS＝Homo sapiens GN＝SARG PE＝1 SV＝2-［SARG_HUMAN］
Q9BXJ4	Complement C1q tumor necrosis factor-related protein 3 OS＝Homo sapiens GN＝C1QTNF3 PE＝1 SV＝1-［C1QT3_HUMAN］
Q9BXT8	RING finger protein 17 OS＝Homo sapiens GN＝RNF17 PE＝1 SV＝3-［RNF17_HUMAN］
Q9BYB0	SH3 and multiple ankyrin repeat domains protein 3 OS＝Homo sapiens GN＝SHANK3 PE＝1 SV＝3-［SHAN3_HUMAN］
Q9BZF9	Uveal autoantigen with coiled-coil domains and ankyrin repeats OS＝Homo sapiens GN＝UACA PE＝1 SV＝2-［UACA_HUMAN］
Q9C093	Sperm flagellar protein 2 OS＝Homo sapiens GN＝SPEF2 PE＝1 SV＝2-［SPEF2_HUMAN］
Q9C0K3	Actin-related protein 3C OS＝Homo sapiens GN＝ACTR3C PE＝2 SV＝1-［ARP3C_HUMAN］
Q9GZM7	Tubulointerstitial nephritis antigen-like OS＝Homo sapiens GN＝TINAGL1 PE＝1 SV＝1-［TINAL_HUMAN］
Q9GZM8	Nuclear distribution protein nudE-like 1 OS＝Homo sapiens GN＝NDEL1 PE＝1 SV＝1-［NDEL1_HUMAN］
Q9GZV4	Eukaryotic translation initiation factor 5A-2 OS＝Homo sapiens GN＝EIF5A2 PE＝1 SV＝3-［IF5A2_HUMAN］

续　表

名称	描　述
Q9GZZ8	Extracellular glycoprotein lacritin OS＝Homo sapiens GN＝LACRT PE＝1 SV＝1-[LACRT_HUMAN]
Q9H173	Nucleotide exchange factor SIL1 OS＝Homo sapiens GN＝SIL1 PE＝1 SV＝1-[SIL1_HUMAN]
Q9H299	SH3 domain-binding glutamic acid-rich-like protein 3 OS＝Homo sapiens GN＝SH3BGRL3 PE＝1 SV＝1-[SH3L3_HUMAN]
Q9H4A4	Aminopeptidase B OS＝Homo sapiens GN＝RNPEP PE＝1 SV＝2-[AMPB_HUMAN]
Q9H4K7	Mitochondrial ribosome-associated GTPase 2 OS＝Homo sapiens GN＝MTG2 PE＝1 SV＝1-[MTG2_HUMAN]
Q9H4M9	EH domain-containing protein 1 OS＝Homo sapiens GN＝EHD1 PE＝1 SV＝2-[EHD1_HUMAN]
Q9H4W6	Transcription factor COE3 OS＝Homo sapiens GN＝EBF3 PE＝1 SV＝2-[COE3_HUMAN]
Q9H706	GRB2-associated and regulator of MAPK protein 1 OS＝Homo sapiens GN＝GAREM1 PE＝1 SV＝2-[GARE1_HUMAN]
Q9H7P6	Multivesicular body subunit 12B OS＝Homo sapiens GN＝MVB12B PE＝1 SV＝2-[MB12B_HUMAN]
Q9H8J5	MANSC domain-containing protein 1 OS＝Homo sapiens GN＝MANSC1 PE＝2 SV＝1-[MANS1_HUMAN]
Q9HAC8	Ubiquitin domain-containing protein 1 OS＝Homo sapiens GN＝UBTD1 PE＝1 SV＝1-[UBTD1_HUMAN]
Q9HBR0	Putative sodium-coupled neutral amino acid transporter 10 OS＝Homo sapiens GN＝SLC38A10 PE＝1 SV＝2-[S38AA_HUMAN]
Q9HC84	Mucin-5B OS＝Homo sapiens GN＝MUC5B PE＝1 SV＝3-[MUC5B_HUMAN]
Q9HD89	Resistin OS＝Homo sapiens GN＝RETN PE＝1 SV＝1-[RETN_HUMAN]
Q9NP55	BPI fold-containing family A member 1 OS＝Homo sapiens GN＝BPIFA1 PE＝1 SV＝1-[BPIA1_HUMAN]
Q9NQ38	Serine protease inhibitor Kazal-type 5 OS＝Homo sapiens GN＝SPINK5 PE＝1 SV＝2-[ISK5_HUMAN]
Q9NQ79	Cartilage acidic protein 1 OS＝Homo sapiens GN＝CRTAC1 PE＝1 SV＝2-[CRAC1_HUMAN]
Q9NQW6	Actin-binding protein anillin OS＝Homo sapiens GN＝ANLN PE＝1 SV＝2-[ANLN_HUMAN]

续　表

名称	描　述
Q9NR09	Baculoviral IAP repeat-containing protein 6 OS＝Homo sapiens GN＝BIRC6 PE＝1 SV＝2-［BIRC6_HUMAN］
Q9NRJ3	C-C motif chemokine 28 OS＝Homo sapiens GN＝CCL28 PE＝1 SV＝1-［CCL28_HUMAN］
Q9NS68	Tumor necrosis factor receptor superfamily member 19 OS＝Homo sapiens GN＝TNFRSF19 PE＝1 SV＝1-［TNR19_HUMAN］
Q9NSB4	Keratin, type Ⅱ cuticular Hb2 OS＝Homo sapiens GN＝KRT82 PE＝3 SV＝3-［KRT82_HUMAN］
Q9NSC7	Alpha-N-acetylgalactosaminide alpha-2,6-sialyltransferase 1 OS＝Homo sapiens GN＝ST6GALNAC1 PE＝2 SV＝1-［SIA7A_HUMAN］
Q9NYC9	Dynein heavy chain 9, axonemal OS＝Homo sapiens GN＝DNAH9 PE＝1 SV＝3-［DYH9_HUMAN］
Q9NYL2	Mitogen-activated protein kinase kinase kinase MLT OS＝Homo sapiens GN＝ZAK PE＝1 SV＝3-［MLTK_HUMAN］
Q9NZ08	Endoplasmic reticulum aminopeptidase 1 OS＝Homo sapiens GN＝ERAP1 PE＝1 SV＝3-［ERAP1_HUMAN］
Q9NZL9	Methionine adenosyltransferase 2 subunit beta OS＝Homo sapiens GN＝MAT2B PE＝1 SV＝1-［MAT2B_HUMAN］
Q9NZT1	Calmodulin-like protein 5 OS＝Homo sapiens GN＝CALML5 PE＝1 SV＝2-［CALL5_HUMAN］
Q9NZV1	Cysteine-rich motor neuron 1 protein OS＝Homo sapiens GN＝CRIM1 PE＝1 SV＝1-［CRIM1_HUMAN］
Q9P2E9	Ribosome-binding protein 1 OS＝Homo sapiens GN＝RRBP1 PE＝1 SV＝4-［RRBP1_HUMAN］
Q9UBC9	Small proline-rich protein 3 OS＝Homo sapiens GN＝SPRR3 PE＝1 SV＝2-［SPRR3_HUMAN］
Q9UBF2	Coatomer subunit gamma-2 OS＝Homo sapiens GN＝COPG2 PE＝1 SV＝1-［COPG2_HUMAN］
Q9UBG3	Cornulin OS＝Homo sapiens GN＝CRNN PE＝1 SV＝1-［CRNN_HUMAN］
Q9UBM8	Alpha-1,3-mannosyl-glycoprotein 4-beta-N-acetylglucosaminyltransferase C OS＝Homo sapiens GN＝MGAT4C PE＝2 SV＝2-［MGT4C_HUMAN］
Q9UBX7	Kallikrein-11 OS＝Homo sapiens GN＝KLK11 PE＝1 SV＝2-［KLK11_HUMAN］

名称	描　述
Q9UGM3	Deleted in malignant brain tumors 1 protein OS＝Homo sapiens GN＝DMBT1 PE＝1 SV＝2-［DMBT1_HUMAN］
Q9UHA7	Interleukin-36 alpha OS＝Homo sapiens GN＝IL36A PE＝1 SV＝1-［IL36A_HUMAN］
Q9UHB4	NADPH-dependent diflavin oxidoreductase 1 OS＝Homo sapiens GN＝NDOR1 PE＝1 SV＝1-［NDOR1_HUMAN］
Q9UHL4	Dipeptidyl peptidase 2 OS＝Homo sapiens GN＝DPP7 PE＝1 SV＝3-［DPP2_HUMAN］
Q9UIV8	Serpin B13 OS＝Homo sapiens GN＝SERPINB13 PE＝1 SV＝2-［SPB13_HUMAN］
Q9UJ14	Gamma-glutamyltransferase 7 OS＝Homo sapiens GN＝GGT7 PE＝1 SV＝2-［GGT7_HUMAN］
Q9UJ68	Mitochondrial peptide methionine sulfoxide reductase OS＝Homo sapiens GN＝MSRA PE＝1 SV＝1-［MSRA_HUMAN］
Q9UJ70	N-acetyl-D-glucosamine kinase OS＝Homo sapiens GN＝NAGK PE＝1 SV＝4-［NAGK_HUMAN］
Q9UKK9	ADP-sugar pyrophosphatase OS＝Homo sapiens GN＝NUDT5 PE＝1 SV＝1-［NUDT5_HUMAN］
Q9UKR0	Kallikrein-12 OS＝Homo sapiens GN＝KLK12 PE＝1 SV＝1-［KLK12_HUMAN］
Q9UKR3	Kallikrein-13 OS＝Homo sapiens GN＝KLK13 PE＝2 SV＝1-［KLK13_HUMAN］
Q9ULV0	Unconventional myosin-Vb OS＝Homo sapiens GN＝MYO5B PE＝1 SV＝3-［MYO5B_HUMAN］
Q9UQD0	Sodium channel protein type 8 subunit alpha OS＝Homo sapiens GN＝SCN8A PE＝1 SV＝1-［SCN8A_HUMAN］
Q9Y2V2	Calcium-regulated heat-stable protein 1 OS＝Homo sapiens GN＝CARHSP1 PE＝1 SV＝2-［CHSP1_HUMAN］
Q9Y345	Sodium-and chloride-dependent glycine transporter 2 OS＝Homo sapiens GN＝SLC6A5 PE＝1 SV＝3-［SC6A5_HUMAN］
Q9Y490	Talin-1 OS＝Homo sapiens GN＝TLN1 PE＝1 SV＝3-［TLN1_HUMAN］
Q9Y4L1	Hypoxia up-regulated protein 1 OS＝Homo sapiens GN＝HYOU1 PE＝1 SV＝1-［HYOU1_HUMAN］
Q9Y536	Peptidyl-prolyl cis-trans isomerase A-like 4A OS＝Homo sapiens GN＝PPIAL4A PE＝2 SV＝1-［PAL4A_HUMAN］
Q9Y575	Ankyrin repeat and SOCS box protein 3 OS＝Homo sapiens GN＝ASB3 PE＝1 SV＝1-［ASB3_HUMAN］

续　表

名称	描　述
Q9Y5Z4	Heme-binding protein 2 OS＝Homo sapiens GN＝HEBP2 PE＝1 SV＝1-［HEBP2_ HUMAN］
Q9Y624	Junctional adhesion molecule A OS＝Homo sapiens GN＝F11R PE＝1 SV＝1-［JAM1_ HUMAN］
Q9Y646	Carboxypeptidase Q OS＝Homo sapiens GN＝CPQ PE＝1 SV＝1-［CBPQ_HUMAN］
Q9Y6J8	Serine/threonine/tyrosine-interacting-like protein 1 OS＝Homo sapiens GN＝STYXL1 PE＝2 SV＝1-［STYL1_HUMAN］
Q9Y6R7	IgGFc-binding protein OS＝Homo sapiens GN＝FCGBP PE＝1 SV＝3-［FCGBP_ HUMAN］
Q9ZVR7	Phytosulfokine receptor 1 OS＝Arabidopsis thaliana GN＝PSKR1 PE＝1 SV＝4-［PSKR1_ARATH］

附录二 29种（30个）疲劳标志性蛋白释义及系数表

序号	蛋白编号	非疲劳值	疲劳值	蛋白释义	蛋白名称
1	P01605	-0.972	-3.833	Ig kappa chain V- I region Lay OS＝Homo sapiens PE＝1 SV＝1-[κV113_HUMAN]	免疫球蛋白 κ V- I
2	P62993	2.313	18.428	Growth factor receptor-bound protein 2 OS＝Homo sapiens GN＝GRB2 PE＝1 SV＝1-[GRB2_HUMAN]	生长因子受体结合蛋白2
3	Q10588	-21.550	-27.316	ADP-ribosyl cyclase/cyclic ADP-ribose hydrolase 2 OS＝Homo sapiens GN＝BST1 PE＝1 SV＝2-[BST1_HUMAN]	ADP-核糖基化酶
4	P31025	-4.315	-9.979	Lipocalin-1 OS＝Homo sapiens GN＝LCN1 PE＝1 SV＝1-[LCN1_HUMAN]	载脂蛋白-1
5	P40926	-20.009	-16.015	Malate dehydrogenase，mitochondrial OS＝Homo sapiens GN＝MDH2 PE＝1 SV＝3-[MDHM_HUMAN]	线粒体苹果酸脱氢酶
6	P11142	8.721	5.804	Heat shock cognate 71 kDa protein OS＝Homo sapiens GN＝HSPA8 PE＝1 SV＝1-[HSP7C_HUMAN]	热休克同源71 kD蛋白
7	P01620	-23.350	-21.123	Ig kappa chain V- Ⅲ region SIE OS＝Homo sapiens PE＝1 SV＝1-[κV302_HUMAN]	免疫球蛋白 κ V- Ⅲ
8	Q8NBJ4	1.971	-0.363	Golgi membrane protein 1 OS＝Homo sapiens GN＝GOLM1 PE＝1 SV＝1-[GOLM1_HUMAN]	高尔基体膜蛋白1
9	P01040	20.165	25.313	Cystatin-A OS＝Homo sapiens GN＝CSTA PE＝1 SV＝1-[CYTA_HUMAN]	半胱氨酸蛋白酶抑制剂
10	Q7Z5P9	4.629	1.479	Mucin-19 OS＝Homo sapiens GN＝MUC19 PE＝1 SV＝3-[MUC19_HUMAN]	黏蛋白

续　表

序号	蛋白编号	非疲劳值	疲劳值	蛋白释义	蛋白名称
11	P04792	9.640	13.059	Heat shock protein beta-1 OS＝Homo sapiens GN＝HSPB1 PE＝1 SV＝2-［HSPB1_HUMAN］	热休克蛋白β1
12	P01860	22.552	39.326	Ig gamma-3 chain C region OS＝Homo sapiens GN＝IGHG3 PE＝1 SV＝2-［IGHG3_HUMAN］	免疫球蛋白G3
13	Q9UIV8	−8.255	3.158	Serpin B13 OS＝Homo sapiens GN＝SERPINB13 PE＝1 SV＝2-［SPB13_HUMAN］	丝氨酸蛋白酶抑制蛋白
14	P50395	−1.195	−14.713	Rab GDP dissociation inhibitor beta OS＝Homo sapiens GN＝GDI2 PE＝1 SV＝2-［GDIB_HUMAN］	Rho GDP解离抑制因子β
15	P04083	3.444	8.239	Annexin A1 OS＝Homo sapiens GN＝ANXA1 PE＝1 SV＝2-［ANXA1_HUMAN］	膜联蛋白A1
16	P43652	5.674	2.730	Afamin OS＝Homo sapiens GN＝AFM PE＝1 SV＝1-［AFAM_HUMAN］	清蛋白
17	P30101	−4.240	−3.769	Protein disulfide-isomerase A3 OS＝Homo sapiens GN＝PDIA3 PE＝1 SV＝4-［PDIA3_HUMAN］	蛋白质二硫键异构酶
18	P18135	0.001	3.022	Ig kappa chain V-Ⅲ region HAH OS＝Homo sapiens PE＝2 SV＝1-［κV312_HUMAN］	免疫球蛋白κV-Ⅲ
19	O60235	−15.930	−31.311	Transmembrane protease serine 11D OS＝Homo sapiens GN＝TMPRSS11D PE＝1 SV＝1-［TM11D_HUMAN］	跨膜丝氨酸蛋白酶
20	P22392	1.026	21.347	Nucleoside diphosphate kinase B OS＝Homo sapiens GN＝NME2 PE＝1 SV＝1-［NDKB_HUMAN］	核苷二磷酸激酶
21	P17213	34.242	33.216	Bactericidal permeability-increasing protein OS＝Homo sapiens GN＝BPI PE＝1 SV＝4-［BPI_HUMAN］	杀菌通透性增加蛋白
22	P22314	7.223	−26.402	Ubiquitin-like modifier-activating enzyme 1 OS＝Homo sapiens GN＝UBA1 PE＝1 SV＝3-［UBA1_HUMAN］	泛素样修饰激活酶

序号	蛋白编号	非疲劳值	疲劳值	蛋白释义	蛋白名称
23	P40121	−0.746	12.967	Macrophage-capping protein OS＝Homo sapiens GN＝CAPG PE＝1 SV＝2-［CAPG_HUMAN］	巨噬细胞加帽蛋白
24	Q969H8	−1.435	6.548	Myeloid-derived growth factor OS＝Homo sapiens GN＝MYDGF PE＝1 SV＝1-［MYDGF_HUMAN］	髓源生长因子
25	P04746	62.069	18.672	Pancreatic alpha-amylase OS＝Homo sapiens GN＝AMY2A PE＝1 SV＝2-［AMYP_HUMAN］	胰腺α-淀粉酶
26	P07195	−143.047	−121.731	L-lactate dehydrogenase B chain OS＝Homo sapiens GN＝LDHB PE＝1 SV＝2-［LDHB_HUMAN］	L-乳酸脱氢酶B链
27	P30044	25.851	32.379	Peroxiredoxin-5, mitochondrial OS＝Homo sapiens GN＝PRDX5 PE＝1 SV＝4-［PRDX5_HUMAN］	过氧化物酶-5
28	O43490	1.212	4.061	Prominin-1 OS＝Homo sapiens GN＝PROM1 PE＝1 SV＝1-［PROM1_HUMAN］	Prominin-1
29	P19013	2.124	2.567	Keratin, type Ⅱ cytoskeletal 4 OS＝Homo sapiens GN＝KRT4 PE＝1 SV＝4-［K2C4_HUMAN］	角蛋白
30	P02810	2.191	3.634	Salivary acidic proline-rich phosphoprotein 1/2 OS＝Homo sapiens GN＝PRH1 PE＝1 SV＝2-［PRPC_HUMAN］	唾液酸性富含脯氨酸蛋白

参 考 文 献

［1］FUKUDA K, STRAUS S E, HICKIE I, et al. The chronic fatigue syndrome: a comprehensive approach to its definition and study. Internation chronic fatigue syndrome study ［J］. Ann Intern Med, 1994, 121（5）: 953-957.

［2］SENSARMA S K. Some researech findings in ergonomies-A Review ［J］. Ergonomies and Organization of Work, 2007, 14（2）: 324-329.

［3］武传钰，乔明琦，孟迎春. 易怒者睡眠及疲劳状况流行病学调查分析［J］. 山东中医杂志，2008，27（4）：371-373.

［4］PIAZZI A, Lo BIANCO C G, BERTOZZI M, et al. Quintic G2-splines for the iterative steering of vision-based autonomous vehicles ［J］. IEEE Transactions on Intelligent Transportation Systems, 2005, 3（2）: 27-36.

［5］XIE H W. The end of the reasons for frequent trafficaccidents and preventive measures ［J］ Transport technology and the economy, 2008, （2）: 67-69.

［6］KING L M, NGUYEN H T, LAL S K L. Early driver fatigue detection from electroencephalography signals using artificial neural networks ［C］. New York City: Proceedings of the 28th IEEE EMBS Annual International confenrence, 2006（11）: 2178-2190.

［7］JUN M, MOTOKUNI I, YOSHIAKI S. Toward vision-based intelligent navigator ［J］. IEEE Transactions on Intelligent Transportation System, 2002, 3（2）: 136-146.

［8］李贞，冯晓毅. 基于传感器技术的驾驶疲劳检测法综述［J］. 测控技术. 2007，26（4）：1-3.

［9］HOSTENS I, RAMON H. Assessment of muscle fatigue in low level monotonous task performance during Car Driving ［J］ Journal of Electrom yography and kinesiology, 2005, 15（3）: 266-274.

［10］YOU S, FENG J I, FURONG H E, et al. Effect of transcutaneous electrical acupoint stimulation on red blood cell and hemoglobin in college athletes with exercise fatigue ［J］. Rehabilitation Medicine, 2016.

［11］JACKMAN S R, WITARD O C, JEUKENDRUP A E, et al. Branched-chain amino acid ingestion can ameliorate soreness from eccentric exercise ［J］. Medicine & Science in Sports & Exercise, 2010, 42（5）: 962-970.

［12］RODRIGUES B M, DANTAS E, DE SALLES B F, et al. Creatine kinase and lactate dehydrogenase responses after upper-body resistance exercise with different rest intervals [J]. Journal of Strength & Conditioning Research, 2010, 24 (6): 1657-1662.

[13] MAXWELL A J, HO H V, LE C Q, et al. L-arginine enhances aerobic exercise capacity in association with augmented nitric oxide production [J]. Journal of Applied Physiology, 2001, 90 (3): 93-98.

[14] WU Y, LIU C, CHEN Q. Effect of acupuncture on enzymology of motor neuron of anterior horn of experimental spinal cord injury in rats [J]. Chinese Journal of Integrated Traditional& Western Medicine, 1999, 19 (12): 740-742.

[15] SHIMOMURA Y, KOBAYASHI H, MAWATARI K, et al. Effects of squat exercise and branched-chain amino acid supplementation on plasma free amino acid concentrations in young women [J]. Journal of Nutritional Science & Vitaminology, 2009, 5 (5): 28-29.

[16] MEUSEN R. Exercise, Nutrition and the Brain [J]. Sports Medicine, 2014, 44 (1): 47-56.

[17] HECKSTEDEN A, SKORSKI S, SCHWINDLING S, et al. Blood-Borne markers of fatigue in competitive athletes-results from simulated training camps [J]. Plos One, 2016, 11 (2): e0148810.

[18] WIEWELHOVE T, RAEDER C, MEYER T, et al. Markers for routine asesment of fatigue and recovery in maleand female team sport athletes during high-intensity interval training [J]. PLoS One, 2015, 10 (10): e0139801.

[19] Paulsen R, Laird B, Aass N, et al. The relationship between pro-inflammatory cytokines and pain, appetite and fatigue in patients with advanced cancer [J]. Plos One, 2017, 12 (5): e0177620.

[20] EBATA C, TATSUTA H, TATEMICHI M. Potential objective biomarkers for fatigue among working women [J]. Journal of Occupational Health, 2017, 59 (3): 286-291.

[21] PEREIRA J R, SANTOS L V, SANTOS R M, et al. IL-6 serum levels are elevated in Parkinson's disease patients with fatigue compared to patients without fatigue [J]. Journal of the Neurological Sciences, 2016, 370: 153-156.

[22] KUME S, YAMATO M, TAMURA Y, et al. Potential biomarkers of fatigue identified by plasma metabolome analysis in rats [J]. Plos One, 2015, 10 (3): e0120106.

[23] RA S G, MAE DA S, HIGASHINO R, et al. Metabolomics of salivary fatigue markers in soccer players after consecutive games [J]. Applied Physiology Nutrition & Metabolism, 2014, 39 (10): 1120-1126.

[24] KATAOKA H, EHARA K, YASUHARA R, et al. Simultaneous determination of testosterone, cortisol, and dehydroepiandrosterone in saliva by stable isotope dilution on-line in-tube solid-phase microextraction coupled with liquid chromatography-tandem mass spectrometry [J]. Anal Bioanal Chem, 2013, 405 (1): 331-340.

［25］JONES R L，OWEN L J，ADAWAY J E，et al. Simultaneous analysis of cortisol and cortisone in saliva using XLC-MS/MS for fully automated online solid phase extraction ［J］. J Chromatogr B Anal Technol Biomed Life Sci，2012，882：42-48.

［26］WAHLSTROM E，MASOUD O，PAPANIKOLOPOULOS NP. Vosion-based methods for driver monitoring［J］. Proceedings on Intelligent Transportation Systems，IEEE，2003（2）：903-907.

［27］KITHIL P W，JONES R D，JONE M. Development of driver alertness detection system using overhead capacitive sensor array［J］. Sae Techni Cal Paper，2001.

［28］DINGES D F，GRACE R. PERCLOS：a alertness as assessed by dsychomoter vigilance ［R］. Washington：Federal Highway Administration，Office of Motor Carriers，1998：26-29.

［29］沈宇明，陈钧. 汽车碰撞事故伤害分析与智能化安全气囊［J］. 汽车运输，2007，13（7）：43-44.

［30］龚冠祥，梁杰申，梁辉宏. 基于DSP的疲劳驾驶预警系统的设计［J］. 微计算信息. 2009，25（2）：235-237.

［31］江永郎，杨明. 面向驾驶员疲劳检测的双空间人眼定位方法［J］. 计算机工程. 2008，24（2）：180-182.

［32］侯利娟，刘晓莉，乔德才. 男性大学生运动疲劳前后大脑纹状体核磁共振^{1}H谱特征分析［J］. 中国运动医学杂志，2010，29（4）：414-417.

［33］雷虹. Alpha-1-酸性糖蛋白在疲劳中的新发现［D］. 上海：第二军医大学药学院，2011.

［34］蒋炳宪，周键生. 恒功率运动性疲劳的生理生化指标［J］. 体育学刊，2009，16（3）：105-108.

［35］张亮亮，李健平，王岩，等. 汽车驾驶员脑氧参数的振动响应特性分析［J］. 山东大学学报（工学版），2011，41（2）：91-94.

［36］CAI Y D，CHOU K C. Predicting enzyme subclass by functional domain composition and pseudo amino acid composition［J］. J Proteome Res，2005，4（3）：967-971.

［37］张崇，郑崇勋，裴嫌梅，等. 生理性精神疲劳的多参数脑电功率谱分析［J］. 生物医学工程学杂志，2009，26（2）：162-166.

［38］WU C C，LIAO M H，CHEN S J，et al. Tetramethylpy radizine prevents inducible No synthase expression and improves survival in rodent models of endotoxic shock［J］. Naunyn Schmiedebergs Arch pharmacol，2009，36（3）：435-444.

［39］KLEIN R，BERG P A. High incidence of antibodies to 5-hydroxytrypatiamine ganglioside and phospholipids in patients with chronic fatigue and fibromylgia syndrome and their relatives：evidence for a clinical entity of both disorders［J］. Eur J Med Res，2005，13（1）：21-26.

［40］KATAOKA H，EHARA K，YASUHARA R，et al. Simultaneous determination of testosterone，cortisol，and dehydroepiandrosterone in saliva by stable isotope dilution online in-tube solid-phase microextraction coupled with liquid chromatography-tandem mass spectrometry [J]. Anal Bioanal Chem, 2013, 405 (1): 331-340.

[41] JONES R L, OWEN L J, ADAWAY J E, et al. Simultaneous analysis of cortisol and cortisone in saliva using XLC-MS/MS for fully automated online solid phase extraction [J]. J Chromatogr B Anal Technol Biomed Life Sci, 2012, 882: 42-48.

[42] CHEN Y, WU J, YAN H F, et al. Lymecycline reverses acquired EGFR-TKI resistance in non–small-cell lung cancer by targeting GRB2 [J]. Pharmacological Research, 2020, 159: 105007.

[43] YAN J L, ZHOU B H, LI H, et al. Recent advances of GOLM1 in hepatocellular carcinoma [J]. Hepat. Oncol, 2020, 7 (2): 30.

[44] ADEL F W, RIKHI A, WAN S, et al. Annexin A1 is a Potential Novel Biomarker of Congestion in Acute Heart Failure [J]. Journal of cardiac failure, 2020, 26 (8): 727-732.

[45] ZERR I, VILLAR-PIQUÉ A, SCHMITZ V E, et al. Evaluation of human cerebrospinal fluid malate dehydrogenase 1 as a marker in genetic prion disease patients [J]. Biomolecules, 2019, 9 (12): 800.

[46] 王力, 向光大, 郭宇, 等. 髓源性生长因子通过促进GLP-1分泌改善2型糖尿病小鼠血糖水平 [J]. 中华内分泌代谢杂志, 2019, 35 (7): 591-598.

[47] 南存金, 木海琦, 苏红侠, 等. 巨噬细胞加帽蛋白的表达对前列腺癌细胞增殖和迁移能力的影响 [J]. 中华实验外科杂志, 2019, 36 (7): 1189-1191.

[48] 郭宇含, 张红. 膜联蛋白A1生理功能研究进展 [J]. 贵州医药, 2019, 43 (4): 533-535.

[49] 韦利穆, 王灿, 董小英, 等. 髓源性生长因子的研究进展 [J]. 心血管病学进展, 2018, 39 (6): 956-959.

[50] 陈红耀, 王荣国, 宋晓飞, 等. 鼻咽癌患者外周血膜联蛋白A1检测的临床意义 [J]. 检验医学与临床, 2018, 15 (15): 2301-2303.

[51] 王静, 于敏, 牛亚靖, 等. 胃腺癌中巨噬细胞加帽蛋白G和基质金属蛋白酶-2的表达及相关性 [J]. 中国老年学杂志, 2018, 38 (10): 2376-2378.

[52] 史振峰, 陈杰, 邹小广, 等. 半胱氨酸蛋白酶抑制剂A失调对胃癌细胞的增殖凋亡和迁移的影响 [J]. 新疆医学, 2018, 48 (5): 487-491, 495.

[53] 王炳平. CapG的表达对结直肠癌细胞增殖、迁移能力的影响 [J]. 基因组学与应用生物学, 2017, 36 (12): 5007-5013.

[54] 王婉莹, 朱朝军, 徐强, 等. 箍围药红肿消酊对皮肤脓肿大鼠血浆杀菌/通透性增加蛋白、消退素D1的影响 [J]. 中国中西医结合外科杂志, 2017, 23 (4): 385-388.

[55] 赵宋礼, 潘斌才, 陈永发, 等. 鼻咽癌患者与正常人群血清中特征性蛋白质点的差异 [J]. 中国校医, 2016, 30 (7): 546-548, 561.

[56] 邱泽成. 内毒素及杀菌/通透性增加蛋白水平变化规律与外科感染的程度及预后的关

联性［J］. 河北医学，2015，21（12）：1943-1946.

［57］陈周青，王中，陈罡. 膜联蛋白1在神经保护中作用的研究进展［J］. 中华神经创伤外科电子杂志，2015，1（1）：53-54.

［58］YANG F，JIANG Y，LV L Z，et al. Rho GDP dissociation inhibitor beta promotes cell proliferation and invasion by modulating the AKT pathway in hepatocellular carcinoma［J］. DNA and cell biology，2014，33（11）：781.

［59］MING Z J，GUO C L，JIANG M H，et al. Bioinformatics analysis of Rab GDP dissociation inhibitor beta and its expression in non-small cell lung cancer［J］. Diagnostic pathology，2014，9（1）：1-8.

［60］WANG X R，LI Y P，BAI C X，et al. Increased serum levels of lipocalin-1 and-2 in patients with stable chronic obstructive pulmonary disease［J］. International Journal of Chronic Obstructive Pulmonary Disease，2014（9）：543-549.

［61］PHILLIPS A M，NIMMO E R，VAN LIMBERGEN J，et al. Detailed haplotype-tagging study of germline variation of MUC19 in inflammatory bowel disease［J］. Inflammatory bowel diseases，2010，16（4）：557-558.

［62］赵敏. 托吡酯对脑出血大鼠脑组织保护作用的实验研究［D］. 泰安：山东第一医科大学，2009.

［63］陈明，张颢，徐安建，等. 肺癌血清标志蛋白乳酸脱氢酶B链的鉴定及其临床意义［J］. 中华结核和呼吸杂志，2007，30（8）：577-581.

［64］田锐，秦仁义，李延，等. 核苷二磷酸激酶等蛋白在人胰腺癌与癌旁组织中的差异表达［J］. 胰腺病学，2007（3）：150-153.

［65］李艳兰. 人胃癌癌变相关蛋白分子的筛选［D］. 衡阳：南华大学，2006.

［66］庞灏，李庆生，王保捷，等. 吉林地区朝鲜族唾液酸性富含脯氨酸蛋白遗传多态性的研究［J］. 中国法医学杂志，1996（1）：22-24.

［67］张新宇，安输，郭晓汐，等. 生长因子受体结合蛋白2（Grb2）的生理功能［J］. 中国细胞生物学学报，2015，37（7）：1029-1035.

［68］刘斌焰，邢雁霞，郭敏芳，等. 松针对运动疲劳小鼠脑组织热休克蛋白70表达的影响［J］. 包头医学院学报，2017，33（1）：65-67.

［69］杨瑞芳. 半胱氨酸蛋白酶抑制剂的研究进展［J］. 世界最新医学信息文摘，2015，15（A5）：43-44.

［70］高利娟，董宁征，吴庆宇. Ⅱ型跨膜丝氨酸蛋白酶的最新研究进展［J］. 基础医学与临床，2013，33（7）：915-918.

［71］AYDIN I T，CELEBI J T，ADAMS S J. GAB2-A scaffolding protein in cancer［J］. Molecular cancer research：MCR，2012，10（10）：1265-1270.

［72］田歌. 定量化脑电图评估大脑中动脉供血区梗死患者预后的研究［D］. 广东：南方医科大学，2012.

［73］李闻捷，惠小阳，徐玉莲，等. 高强度有氧及无氧训练对运动员机体生化指标的综合影响［J］. 现代临床医学生物工程学杂志，2005（4）：273-276.

［74］张振祥，张璟. 关于日本《疲劳症状自评量表》（2002）［J］. 人类工效学，2003（3）：60-62.

［75］廖爱萍，张军波. 过度训练研究进展［J］. 华南师范大学学报（自然科学版），2006（1）：134-142.

［76］张婧，熊正英，张志琪，等. 基于基因芯片技术的大强度耐力训练大鼠糖脂代谢相关基因的表达［J］. 陕西师范大学学报（自然科学版），2013，41（3）：104-108.

［77］陈叶坪，麻晓鸽. 健康教育与有氧运动对女大学生亚健康生理生化因子的影响［A］. 中国生理学会第十届全国生理学教学研讨会论文摘要汇编（未出版）. 中国生理学会，2012：2.

［78］孙彩萍，黄黎明，徐潮阳，等. 膜联蛋白 I 与恶性肿瘤复发转移的关系［J］. 中国基层医药，2017，24（2）：307-309.

［79］陈艳红，万会丽，张玲恩. 剖宫产术后再次妊娠分娩方式的Bayes判别分析［J］. 护理学杂志，2009，24（20）：4-6.

［80］许万甲. 微量水杨酸钠对小鼠骨骼肌有氧代谢关键酶的干预作用［D］. 沈阳：沈阳师范大学，2013.

［81］孙西河，王滨，陈景武，等. 腰椎间盘突出症影响因素的逐步判别分析［J］. 潍坊医学院学报，2001（4）：255-257.

［82］裴轶劲，周光纪，刘古锋，等. 医药类本科生对生理学双语教学认知度与需求调查［C］. 中国生理学会第十届全国生理学教学研讨会论文集（未出版），2012：85.

［83］朱秉匡，孙立，郑仕富，等. 益寿调脂片对衰老模型小鼠自由基代谢作用的实验研究［J］. 中国中西医结合杂志，1999（11）：3-5.

［84］秦艳茹，李红文，王诗淇，等. 银屑病患者皮损中诱生型一氧化氮合酶mRNA、热休克蛋白70和细胞周期蛋白D1的表达［J］. 中华皮肤科杂志，2001，34（2）：129-130.

［85］宋洁. 载脂蛋白E基因敲除小鼠的行为学、血脂、软脑膜微循环及脑组织病理形态学研究［D］. 山东：山东中医药大学，2005.

［86］张晶，杜巧红，王娟. 化疗对乳腺癌患者放疗前的症状特征的影响分析［J］. 中国药物与临床，2019，19（23）：4105-4107.

［87］李楠楠，吴静，徐敏，等. 肺癌化疗患者症状群及影响因素分析［J］. 护士进修杂志，2018，33（22）：2029-2032.

［88］汤思，周秀芳，胡克，等. 中重度阻塞性睡眠呼吸暂停综合征临床表现的聚类分析及其意义［J］. 中华医学杂志，2016，96（30）：2375-2379.

［89］吕树彬. 慢性阻塞性肺疾病特异性症状与抑郁之间相关因素的临床研究［D］. 天津：天津医科大学，2017.

［90］高海成，肖萌萌，李文杰，等. 原发性腹膜后副神经节瘤的临床病理特征及外科治疗［J］. 中华普通外科杂志，2020，35（6）：446-448.

［91］王新宇，王梦琳，王浩. 68例嗜铬细胞瘤和副神经节瘤患者临床特点分析［J］. 河南医学高等专科学校学报，2020，32（3）：282-286.

［92］金燕，那夕明．鼻咽癌放疗后口腔的护理心得［J］．健康必读（中旬刊），2013，12（12）：413-414.

［93］李隆龄，王蓉，王凤，等．艾地苯醌对脑出血后疲劳的治疗作用［J］．中国卫生标准管理，2017，8（26）：76-78.

［94］赵博厚，施丹莉，王冰，等．慢性脑缺血导致认知功能障碍的研究进展［J］．医学综述，2020，26（10）：1978-1983.

［95］罗婷，张艺凡，楚兰，等．重症肌无力误诊1例报告［J］．癫痫与神经电生理学杂志，2020，29（2）：124-125.

［96］吴丹，王林，滕伟禹，等．脑梗死急性期疲劳与血糖、同型半胱氨酸及功能障碍的相关性分析［J］．医学临床研究，2014，（2）：216-219，220.

［97］何志军，张健，王佩，等．补中益气汤加减改善肝癌患者肝动脉化疗栓塞术后疲劳状态及生活质量临床观察［J］．湖北中医药大学学报，2020，22（1）：105-108.

［98］谢剑如，李结映，许楚敏，等．综合护理干预在肝癌介入治疗中的应用［J］．家有孕宝，2020，2（3）：184-185.

［99］周静，李娅，张佳琳，等．溃疡性结肠炎相关性疲劳的影响因素分析［J］．河南医学研究，2019，28（20）：3659-3662.

［100］张银丽，沈丹华，徐游贵，等．23例胰腺实性假乳头状肿瘤临床与病理学特征分析［J］．中华普通外科杂志，2016，31（8）：677-680.

［101］不详．胰腺癌的临床表现、中位生存期取决于肿瘤部位［J］．现代医院，2015，15（8）：139.

［102］石丽梅，傅桂芬，李丽蓉，等．南宁市社区老年2型糖尿病患者的疲劳状况及其影响因素［J］．广西医学，2020，42（10）：1203-1207.

［103］石丽梅，傅桂芬，李丽蓉，等．2型糖尿病病人疲劳影响因素及评估的研究进展［J］．护理研究，2019，33（19）：3366-3370.

［104］唐楠，钟梦诗，李晓波．积极心理品质对急性心肌梗死介入术后患者疲劳的影响［J］．护理学杂志，2017，32（23）：85-87.

［105］董建红．急性心肌梗死相关疲劳症状的性别差异［J］．中国医药指南，2015，（15）：86-86，87.

［106］邵小钧，王金竹，林小臻，等．三亚市居民食用槟榔及相关口腔疾病的流行状况调查［J］．中国热带医学，2018，18（10）：994-998，1028.

［107］樊少仪，张秀．糖尿病肾病大鼠中医气虚模型的制作及其影响因素［J］．广东医学，2016，37（5）：644-647.

［108］杨雪，李东阳，王静，等．循证护理对住院脊柱外科患者肺部感染的影响［J］．中国医药科学，2018，8（20）：189-192.

［109］王军，张娜芹，纪媛媛，等．神经外科医院感染的现状及相关因素分析［J］．神经损伤与功能重建，2020，15（5）：263-266.

［110］王婷，靳英辉，罗丽莎，等．泌尿外科医务人员感染新型冠状病毒的路径及其影响［J］．现代泌尿外科杂志，2020，25（5）：439-445.

［111］刘小玲，韦燕，梁丽娴，等. 个体化饮食护理干预对胃癌根治术后患者疲劳综合征的影响［J］. 消化肿瘤杂志（电子版），2018，10（1）：47-50.

［112］闫红霞，王颖，徐泉，等. 快速康复理念下胃癌患者术前禁食方式对胰岛素抵抗和术后康复的影响［J］. 中国肿瘤临床与康复，2019，26（4）：494-497.

［113］沈素卿，张巧荣，厉倩倩. 单纯接受雄激素剥夺治疗的前列腺癌患者癌因性疲劳状态及影响因素分析［J］. 齐鲁护理杂志，2019，25（4）：98-100.

［114］余春艳，陈帆. 雄激素剥夺治疗的前列腺癌患者癌因性疲劳状态及其影响因素［J］. 解放军护理杂志，2018，35（13）：21-24.

［115］王玲，骆华春，傅志超，等. 前列腺癌癌症相关性乏力的临床研究［J］. 现代肿瘤医学，2017，25（18）：2938-2941.

［116］孙晓乐，徐海霞. 五行宫调音乐配合穴位按摩护理对直肠癌Miles术后疲劳综合征患者精神心理状态和生活质量的影响［J］. 现代中西医结合杂志，2020，29（4）：430-435.

［117］杨琳娟，张秀丽，梁滨. 大学生叶黄素摄入水平与视疲劳相关症状的研究［J］. 中国食物与营养，2019，25（6）：87-89.

［118］崔乃雪，曹枫林，李玉丽. 农村青少年逆境发生情况及其与情绪行为问题的关系［J］. 中国儿童保健杂志，2011，19（5）：412-414.

［119］林思婷，罗梦娜，汪丹，等. 心理韧性测量工具的研究现状［J］. 解放军护理杂志，2019，36（4）：54-57.

［120］徐一元，袁理，张政，等. 慢性病患者主要照顾者心理韧性研究进展［J］. 医学与哲学，2019，40（24）：44-47.

［121］李丽敏. 大学生心理韧性研究综述［J］. 长江丛刊，2018，（17）：248，260.

［122］席居哲，左志宏，WU Wei. 心理韧性研究诸进路［J］. 心理科学进展，2012，20（9）：1426-1447.

［123］张雪，闫欢欢，艾华，等. 热休克蛋白反应对青光眼模型大鼠RGCs中HSP72生成的影响及其作用机制研究［J］. 临床和实验医学杂志，2020，19（5）：472-475.

［124］刘惠，申景岭. 视神经蛋白突变在肌萎缩侧索硬化症中的研究进展［J］. 解剖学报，2016，47（3）：429-432.